கர்ப்ப காலக் குறிப்புகள்
முன்னால், கர்ப்ப காலத்தின் போது, பின்னால்

கர்ப்ப காலக் குறிப்புகள்

முன்னால், கர்ப்ப காலத்தின் போது, பின்னால்

ருஜுதா திவேகர்

தமிழில்: DR.சியாமா சுவாமிநாதன்

மிஸ்டிக்ஸ்ரைட்

WM

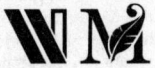

Westland Publications Private Limited
61, II Floor, Silverline Building, Alapakkam Main Road, Maduravoyal, Chennai 600095.
93, I Floor, Sham Lal Road, Daryaganj, New Delhi 110002.

First Published in English as *Pregnancy Notes: Before, During & After* by westland publications ltd 2017
First Published in Tamil as *Karba Kaala Kurippugal, Munnaal, Karba kaalathin podhu, Pinnaal* by Westland Publications Private Limited 2018 in association with Mysticswrite Private Limited, Chennai

Copyright © Rujuta Diwekar 2017

Personal Note by Kareena Kapoor Khan © Kareena Kapoor Khan 2017

All rights reserved

10 9 8 7 6 5 4 3 2 1

ISBN: 9789386850881

Printed at Raj Press, New Delhi

This book is sold subject to the condition that it shall not, by any way of trade or otherwise, be lent, resold, hired out, or otherwise circulated without the author's prior written consent, in any form of binding or cover other than that in which it is published and without a similar condition including this condition being imposed on the subsequent purchaser and without limiting the rights under copyright reserved above, no part of this publication may be reproduced, stored in or introduced into a retrieval system, or transmitted in any form or by any means (electronic, mechanical, photocopying, recording or otherwise), without the prior written permission of the copyright owner, except in the case of brief quotations embodied in critical articles or reviews with appropriate citations.

பொருளடக்கம்

கரீனா கபூரின் பிரத்யேக குறிப்புகள் — vii

அத்தியாயம் 1 - கர்ப்பத்திற்கான முன் ஏற்பாடுகள் — 1
- பெரிய விஷயம்
- உணவு, உடற்பயிற்சி, செயல்பாடுகள், வாழ்க்கை முறை

அத்தியாயம் 2 - கர்ப்ப கால உணவு விதிகள் — 14
- உண்ணுங்கள். எந்த உணவு:
  - எது சுலபமாக சமைக்க முடியுமோ, எது சுலபமாக ஜீரணமாகுமோ
  - நீர்த்தன்மை கொண்டதும் அமில நீக்கியுமான உணவு
  - அமினோ அமிலங்களை உட்கிரகிக்கக் கூடிய உணவு
  - இரும்பு சத்துகளும் இதர வைட்டமின்களும் கிடைக்கக் கூடிய உணவு.

அத்தியாயம் 3 - மூன்று மும்மாதங்கள் — 34
- ஒவ்வொரு மூன்று மாதங்களும்
  - அடிக்கடி கேட்கப்படும் கேள்விகள்
  - மிகச்சிறந்த மூன்று உணவு வகைகள்
  - சாப்பாட்டுத் திட்டம்
  - முக்கிய குறிப்புகள்
  - பாரம்பரிய உணவுத் தயாரிப்புகள்

அத்தியாயம 4 - கர்ப்ப காலத்திற்குப் பின்- இயல்பு நிலைக்குத் திரும்புதல் — 87
  - அடிக்கடி கேட்கப்படும் கேள்விகள்
  - மிகச்சிறந்த ஒன்பது உணவு வகைகள்
  - சாப்பாட்டுத் திட்டம்
  - முக்கிய குறிப்புகள்
  - பாரம்பரிய உணவுத் தயாரிப்புகள்

உடற்பயிற்சிக்கான குறிப்புகள் - செய்வதா? வேண்டாமா? 111
- அடிக்கடி கேட்கப்படும் கேள்விகள்
- வாராவாரம் உடற்பயிற்சி அட்டவணை,
  பிரவசத்திற்கான உடற்பயிற்சித் திட்டங்கள்

உறக்கத்திற்கான குறிப்புகள் 125

பின் குறிப்பு 132

தனிப்பட்ட சிந்தனைகள்

என்னுடைய யோகா பயிற்சி வகுப்பிற்கு பிறகு வெளியே யாரோ என்னைப் பார்த்து, நான் குண்டாக இருப்பதாக சொன்ன போதுதான் புரிந்து கொண்டேன், குழந்தையை பிரசவித்திருந்த மிகக் குறைந்த நாளில் கூட ஒரு பெண்ணைப்பற்றி வர்ணிப்பதில் மக்கள் எவ்வளவு ஆர்வமாக இருக்கிறார்கள் என்று.

இது, பிரசவத்திற்குப் பிறகு ஒரு பெண் தனது உடலில் ஏற்படும் மாற்றங்களை எவ்வாறு புரிந்துக் கொள்ள (சமாளிக்க) வேண்டும் என்ற சிந்தனையை ஏற்படுத்தியது. இந்த உடல் ரீதியான மாற்றங்கள் அவர்களை மன ரீதியாக உடைந்து போக வைத்து விடலாம், மீண்டும் அழகான தன் பழைய உருவத்தை அடைவது நீண்ட கால கனவாகவே இருந்துவிடுமோ என்ற அவநம்பிக்கையை ஏற்படுத்தி விடலாம்.

எனவே நான், ருஜுதாவை இந்த முறை பிரசவம் பற்றி புத்தகம் எழுதும்படித் தூண்டினேன். எப்படி ஒரு பெண் கர்ப்ப காலத்துக்கு முன்பும், பின்பும், கர்ப்பத்தின் போதும் தன்னை ஆரோக்கியமாக வைத்திருக்க வேண்டும் என்பது பற்றி.

ருஜுதா, மிகவும் அருமையான ஒரு புத்தகத்தை எழுதிவிட்டாள். உங்கள் கைகளில் அந்த புத்தகம் தவழ்வதற்கு முன்பாக, பிரசவத்திற்கு முன், பின், அந்த காலகட்டத்தில் நான் அனுபவித்த சில விஷயங்களை, சில தனிப்பட்ட விஷயங்களை உங்களுடன் பகிர்ந்துக் கொள்ள விரும்புகிறேன்.

1. கர்ப்பம் தரிப்பதற்கு முன்பாகவே உடலை சீராக வைத்துக் கொள்ள முனைய வேண்டும். 2007ஆம் ஆண்டிலிருந்தே நான் முறையான சீர் உணவை உட்கொள்ளவும், உடற்பயிற்சிகள் செய்யவும், சீரான வாழ்க்கை முறையைப் பின்பற்றவும் ஆரம்பித்துவிட்டேன். ருஜுதாவும் நானும் இந்தப் பயணத்தைத் தொடங்கிய போது, திருமணம் என்பது என் வாழ்க்கையின் மூலையில் கூட காத்திருக்கவில்லை, கர்ப்பம் பற்றிய சிந்தனை என் மனதில் இல்லவே இல்லை. ஒரு

ருஜுதா திவேகர்

திரைக்கதாபாத்திரத்திற்காக ஆரம்பித்து அதுவே பின்னர் வாழ்க்கை முறையாகிவிட்டது.

எனவே, நீங்கள் திருமணம், வேலை வாய்ப்பு, விடுமுறையைக் கழித்தல் போன்றவற்றிற்காக இத்தகைய உடல் மாற்றத்திற்குத் தயாராகும் முன்னர், மிகக் கவனமான உணவுத் திட்டத்தை தேர்ந்தெடுத்து விட்டு, அதுவே உங்கள் வாழ்க்கை முறையாக உருமாறுமா என்ற மிகப் பெரிய கேள்வியைக் கேட்டுக் கொள்ளுங்கள். அவ்வாறு இல்லாமல், வெறும் ஓரிரு நாட்கள் அல்லது ஓரிரு மாதங்களுக்காகத்தான் என்றால் விட்டுவிடுங்கள். நான் என்னுடைய கர்ப்ப காலத்தில் கூட, ஷூட்டிங்கில் கலந்து கொண்டும், அழகிப்போட்டிகளில் கலந்து கொண்டும், உலகப் பயணங்கள் செய்து கொண்டும் இருந்திருக்கிறேன் என்றால், அதற்கு என்னுடைய ஆரோக்கியமான உடல் தான் காரணம். எப்படிப்பட்ட ஆரோக்கியம் என்றால், அதிக எடை தூக்கினால் கூட, நான் கர்ப்பமாக இருக்கிறேன் என்பதன் காரணமாக சோர்ந்து போய் விடாதபடி இருந்தது. பிரசவத்திற்கு பின்பு மீண்டும் பழைய உடல்வாகினை நான் பெற முடிந்ததற்கான காரணம், கடந்த பத்து ஆண்டுகளாக மிகச் சரியான, முறையான உணவுகளையே உண்பதில் தீவிரமாக இருந்ததுதான். நான் பழைய தோற்றத்திலேயே இருக்கிறேன் என்றால் அது, பிரசவத்திற்குப் பிறகு நான் இதை செய்ததாலோ அல்லது செய்யாததாலோ இல்லை, மாறாக பத்து வருடங்களாக செய்து வந்தது தான் காரணம்.

2. கர்ப்பம் என்பது, உடலியல் ரீதியான விஷயம். அதனை நீங்கள் உடல் நலக்குறைவுடன் போட்டுக் குழப்பிக் கொள்ளாதீர்கள். உங்கள் சொந்தமோ, சுற்றத்தினரோ அல்லது மருத்துவரோ கூட உங்களை ஒரு நோயாளி போல் நடத்த அனுமதித்து விடாதீர்கள். நீங்கள் நீர்சத்துக் குறைவு, கால்ஷியம், உணவு நேரம் ஆகியவைகள் பற்றி கவனமாக இருக்க வேண்டுமா? ஆமாம். ஆனால் அதற்காக உங்கள் வாழ்க்கை முறையையே விட்டுக் கொடுத்து, கர்ப்பம் மற்றும் வளர்ந்து வரும் வயிறு பற்றி மட்டுமே சிந்திக்க வேண்டுமா? தேவையில்லை. இதற்குத்தான், தொடர்ந்து உடல் ஆரோக்கியமாக இருந்து கொண்டே இருக்கும் பின்புலம் தேவைப்படுகிறது.

கர்ப்ப காலத்தின் போதுதான் மூட்டை மூட்டையாக அறிவுரைகள், ஆலோசனைகள் உங்கள் மீது கொட்டப்படும். இது சாப்பிடு, அதை சாப்பிடாதே, இதைக் குடிக்காதே, இந்த கதாபாத்திரம் இப்போது உனக்கு வேண்டாம் போன்றவை. இந்த ஒரு காலகட்டத்தில் தான் பெண்கள் மன உணர்வுகளில் பலவீனமாக இருப்பார்கள். இதன் காரணமாக ஆலோசனைகள் அனைத்தையும் நிறைவேற்றவும் முயற்சி செய்வார்கள். என்னுடைய ஒரு சிநேகிதி, சுரைக்காய் சாறு குடிப்பதை வழக்கமாக்கிக் கொண்டாள், ஒருத்தி உடற்பயிற்சி செய்வதை நிறுத்தினாள், சிலர் தங்கள் வேலைவாய்ப்பைத் துறந்தார்கள். கர்ப்பம் என்பதற்காக எதையும் நிறுத்தவோ, ஒதுக்கவோ வேண்டிய

அவசியமில்லை. எல்லாவற்றையும் திட்டமிட்டு செய்யலாம். எனவே முழுமையான உணவுகளை சாப்பிடுங்கள். இதில் மாவுச்சத்து அதிகம், இதில் கொழுப்பு அதிகம் என்று யாராவது உங்களுக்கு சொல்வதற்கு அனுமதிக்காதீர்கள். உங்கள் விருப்பப்படி ஆடைகள் அணியுங்கள். கர்ப்ப கால உடை பிரிவுக்குள் முடங்கிவிடாதீர்கள். உங்களுக்குள் இன்னொரு உயிர் வளர்ந்துக் கொண்டிருக்கிறது. எனவே ஒவ்வொரு நொடியையும் இரண்டு மடங்கு அனுபவியுங்கள். எதற்கும் பயம் வேண்டாம். நீங்கள் சரியாகத்தான் இருக்கிறீர்கள்.

3. இயற்கை அன்னை உங்களுடன் இருக்கிறாள். எப்படி கர்ப்பகாலத்தில் உங்கள் உடலமைப்பு ஒரு உருண்டை வடிவத்தைக் கொள்கிறதோ, அது போலவே கர்ப்பத்திற்குப் பிறகும் அது ஒரு குறிப்பிட்ட வடிவத்தைப் பெறும். உடனடியாக அதிலிருந்து விடுபடவேண்டும் என்று அவசரப் பட்டு விடாதீர்கள். அந்த உபரி கொழுப்புச் சத்து, சில முக்கியமான விஷயங்களுக்குத் தேவைப்படுகிறது. உதாரணமாக குழந்தைக்கு பால் கொடுக்கும் போதும் மேலும் தாய் சேய் இருவரையுமே சில தொற்று நோய் கிருமிகளின் தாக்கத்திலிருந்து தடுக்கவும் உதவுகிறது. நீங்கள் சரியாகச் செய்து வருகிறீர்கள் என்றால், கர்ப்ப காலம் முழுவதும் ஆரோக்கியமான உடலுக்கு நீண்ட கால சொந்தக்காரர் என்றால், உங்கள் உடல் வளர்ச்சி அடைவதை விரும்பி கவனித்து வாருங்கள். அது, தானாகவே இயற்கையாகவே மீண்டும் பழைய நிலைமைக்குக் கொண்டு வந்துவிடும். இதற்கான மந்திரக்கோல் என்னவென்றால், பொறுமையும் பரிவும் தான் மிக அவசியமாகிறது. உடல் எடையைக் குறைக்க வேண்டும் என்பதற்காக மிகக் குறைவாகவோ அல்லது சாப்பிடவே இல்லை என்றாலோ அது உங்களின் மிகத் தாழ்வான செயலாகும்.

இந்த வகையில், நான் மிகவும் கொடுத்துவைத்தவள், என்னைச் சுற்றி எப்போதும் என் மீது மிகவும் அக்கறை கொண்டிருந்த பெண்கள் இருந்துக் கொண்டே இருந்தார்கள். எனக்கு நன்றாக நினைவிருக்கிறது, பிரசவத்திற்குப் பிறகு எனக்கு தாஷன் டயட் **(Tashan diet)** அறிமுகப்படுத்த சொல்லி நான் ருஜுதாவுடன் பேசிய பேச்சுக்கள். ஆனால் அவள் அதற்கு மறுத்து, நாம் மிகவும் கவனமாகவும், கருணையுடனும் பிரசவித்த உடம்புக்கு மிகச் சிறந்த உணவு கொடுக்க வேண்டும், இல்லையென்றால் பின்னர் ஹார்மோன் சம நிலையற்ற பிரச்சினைக்குத் தள்ளப்பட்டு விடுவோம் என்றாள். லோலோவும் ருஜுதாவுடன் ஒத்துப்போனாள். இரண்டாவது பிரசவத்திற்குப் பிறகு 25 கிலோ எடையை, மிகவும் புகழ் பெறும் வகையில், அரிசி உணவு மற்றும் மீன் கறியுடன் சாப்பிட்டும் இழந்தாள். என்னைப் பொறுத்தவரை மிகவும் ஆரோக்கியமான அம்மாவாகவே இருந்தாள், சேயிஃப் அவருடைய பங்கிற்கு, சொன்னது என்னவென்றால், பெண்கள் இயற்கையாகவே அழகானவர்கள், அதனால் உடல் எடை இழப்பு பற்றி அவர்கள் கவலைப்படத் தேவையில்லை, மாறாக

ருஜுதா திவேகர்

ஆண்கள் தான் அதற்காக செயல்பட வேண்டும். மிகவும் அன்பானவர் என்று எனக்குத் தெரியும்.

4. பிரசவத்திற்குப் பிறகு உங்களையே நீங்கள் மறந்துவிடாதீர்கள். உங்கள் உடம்பு பழைய நிலையை எய்துவதற்கு சற்று கால அவகாசம் கொடுங்கள். கர்ப்பகாலம் கடினமானது, பிரசவம் அதைவிடக் கடினம், இதற்கும் மேலான சிரமங்களைக் கொண்டது, வாழ்க்கையில் தாய்மைப் பருவம். புகழ் பெற்ற ஆப்பிரிக்க பழமொழியின் படி, ஒரு குழந்தையை வளர்ப்பதற்கு ஒரு கிராமமே தேவைப்படுகிறது. எனவே, நிச்சயமாக உங்கள் குழந்தை வளர்ப்பில் குடும்பத்தினரை ஈடுபடுத்துங்கள்-கணவர், பெற்றோர்கள், உடன்பிறந்த, பிறவாத சகோதரர்கள், இதர உறவினர்கள் என்று அனைவரையும் அனுமதியுங்கள். அவர்கள் உங்கள் குழந்தையுடன் நேரம் செலவழிக்கும் போது, உங்களுக்கு மன அமைதியும் ஓய்வும் கிடைக்கும். உங்களுக்கு என்று ஒரு வாழ்க்கை, ஆரோக்கியமாக இருத்தல், அலுவலகப் பணியைத் தொடர்ந்து செய்தல் எல்லாமே குழந்தையின் நலனுக்கு மிகவும் முக்கியமானது. ஆரோக்கியமான, சுறுசுறுப்பான தாயாருடன் உள்ள சூழ்நிலையில் வளரும் குழந்தைகள் அவரவர்களுக்கென சிறந்த எதிர்காலத்தையும், சமூகத்திற்கும் பயனுள்ளவர்களாக இருப்பார்கள். இப்போது இது விஞ்ஞான ரீதியாகவும் பேசப்படுகிறது: வேலைக்குச் செல்லும் தாய்மார்களின் ஆண் குழந்தைகள் அன்பானவர்களாகவும், பெண் குழந்தைகள் புத்திசாலித்தனமாக இருப்பதாக சொல்லப்படுகிறது. தனக்கென்று ஒரு வாழ்க்கை இல்லாத பெண்கள் சிறந்த தாய்மார்களாக ஆகிவிடுவதில்லை. எனவே உங்கள் மீது நீங்கள் அன்பும் அக்கறையும் கொள்ளுங்கள்.

கர்ப்பமும், பிரசவமும், உங்கள் உடலின் ஒவ்வொரு சிறுசிறு மாற்றங்களையும் ரசிப்பவர்களாகவும், குழந்தையின் ஒவ்வொரு பருவத்தையும் சந்தோஷமாக அனுபவிப்பவராகவும் இருந்துவிட்டால், மிகவும் இனிமையானது தான். தாயும் சேயுமான பந்தம், இடையளவு, உடலழகு, மதக் கட்டுப்பாடுகள், எல்லைகள் மற்றும் நம்பிக்கைகள் ஆகிய அனைத்தையும் கடந்தது. உங்கள் எல்லோருக்குமானது என்னவென்றால், இன்றைய பெண்கள், நாளைய குழந்தைகள் என்பது தான்.

கரீனா கபூர் கான்
மும்பை
ஏப்ரல் 2017

1

கர்ப்பத்திற்கான முன் ஏற்பாடுகள்

பெரிய விஷயம்

நீண்ட நாட்களுக்கு முன்பு அல்ல, திருமணமான இளம்பெண் மகப்பேறு மருத்துவரிடம் சென்று, தாங்கள் தயாராகாத வரை, குழந்தை பெற்றுக் கொள்வதைத் தவிர்ப்பது எப்படி என்று ஆலோசனை பெறுவார்கள். இப்போது நாம், மிகவும் தாமதமாவதற்கு முன்பாக எவ்வாறு கருத்தரிப்பது என்று கேட்பதற்கு மருத்துவரை அணுகுகிறோம். பெண்கள், முன் எப்போதும் இல்லாத வகையில், ஏதோ ஒரு கால நிர்ணயம் இருப்பது போலவும், இப்போது குழந்தை பெறவில்லை என்றால் அப்புறம் எப்போதும் முடியாது என்று நினைக்கத் தொடங்கிவிடுகின்றனர்.

உண்மை என்னவென்றால், தற்போது நாம் நீண்ட ஆயுள் வாழ்கிறோம், மேலும் உடல் பருமனும் ஆகிவிடுகிறோம். நாம் எல்லோருமே, குறிப்பாக கல்வி வசதி, விளையாட்டு மைதானம் இல்லாத நகர்புறப் பெண்கள். அலுவலக வேலை இருக்கும் ஆனால் தங்களுக்கு என்று நேரம் இல்லாதவர்கள். பெரிய விஷயம்-நமது உணவுப் பழக்கம், உடற்பயிற்சி, செயல்பாடுகள் மற்றும் வாழ்க்கை முறை (மதுபானங்கள், புகைபிடித்தல், மன அழுத்தம், உறக்கம்) ஆகியவைகள் நம் வயதில் நம் தாய்மார்கள் இருந்ததைவிடக் கூட உடல் பருமனுடன் இருக்க வைத்து விடுகிறது. மேலும் சர்க்கரை நோயுடன் கூடிய உடல் பருமனுக்கு (diabesity) வழிவகுத்து விடுகிறது. அதாவது சர்க்கரை நோயும் உடல் பருமனும் திருமணம் செய்துக் கொண்டது போல. இன்சுலின் எதிர்ப்பு எனும் வழியாக நாம் அந்த எல்லையை அடைந்து விடுகிறோம். பருமனாக இருக்க மாட்டோம் ஆனால் உடல் ரீதியாக பாரத்தை அனுபவிப்போம். சர்க்கரை நோய் இல்லாமல் இருக்கலாம், ஆனால் வலியுடன் கூடிய அல்லது முறையற்ற மாதவிலக்கு, உதிரப்போக்கு, தாங்க முடியாத பல் வலி ஆகியவைகளை அனுபவிப்போம். முக்கியமாக இதற்கு காரணம் என்னவென்றால், நாம் ரத்த சர்க்கரையை கண்காணிக்கவில்லை என்பதன்

அறிகுறிகளே இவை. மேலும் நமது இன்சுலின் உணர்வுக்கு ஒரு உந்துதல் தேவைப்படுகிறது.

இந்த உந்துதல், தொடர்ந்த நீண்ட உணவுத் திட்ட மேம்பாடு கொண்டும், உடற்பயிற்சி, செயல்பாடுகள் மற்றும் வாழ்க்கை முறை ஆகியவற்றிலிருந்து பெறலாம். இதில் எத்தகைய குறுக்கு வழியும் கிடையாது; இதற்கான திட்டம் நீண்ட நாட்களுக்கானது. மாற்ற முடியாது, ஏனென்றால் குழந்தை வெளிவந்து விட்டால், அதனை மீண்டும் உள் செலுத்த முடியாது. புரிந்ததா? இதுதான் உண்மை. உபநிஷத் சொல்வது என்னவென்றால், கருவுருதலும், சந்ததி உருவாவதும் உணவுப் பழக்கத்தைப் பொறுத்து இருக்கிறது என்கிறது. இருப்பினும், இனப்பெருக்க உடல் ஆரோக்கியத்தில் நாம் மிகவும் தாழ்மையாகக் கருதும் விஷயங்களில் உணவு தான் முக்கிய விஷயமாக இருக்கிறது. இந்த அத்தியாயத்தை நான் எழுதுவதற்கு முடிவு செய்ததற்கு காரணமும் இதுதான்.

> கருத்தரித்து விட்டால், நாம் சாப்பிட வேண்டியவைகள் பற்றி பைத்தியம் பிடிக்கிறது, அல்லது பிரசவத்திற்குப் பிறகு எப்படி உடல் எடையை குறைப்பது என்பது பற்றி. ஆனால் கருத்தரிப்பதற்கு முன்பாக உட்கொள்ள வேண்டிய உணவு பற்றி கவலைப்படுவதில்லை-இதுவே தான் நம்மை முற்றிலும் உருமாற்றிவிடுகிறது.

கருத்தரித்து விட்டால், நாம் சாப்பிட வேண்டியவைகள் பற்றி பைத்தியம் பிடிக்கிறது, அல்லது பிரசவத்திற்குப் பிறகு எப்படி உடல் எடையை குறைப்பது என்பது பற்றி. ஆனால் கருத்தரிப்பதற்கு முன்பாக உட்கொள்ள வேண்டிய உணவு பற்றி கவலைப்படுவதில்லை-இதுவே தான் நம்மை முற்றிலும் உருமாற்றிவிடுகிறது.

இதோ, கருத்தரிப்பதற்காகவும் ஆரோக்கியமான கர்ப்ப காலத்திற்காகவும், நீங்கள் சாப்பிடவேண்டிய உணவுகள், செய்ய வேண்டிய உடற்பயிற்சிகள், மேற்கொள்ள வேண்டிய செயல்பாடுகள், பின்பற்ற வேண்டிய வாழ்க்கை முறைகள் ஆகியவைகளுக்கான குறிப்புகள்.

1. உணவுத் திட்டம்

நல்ல உணவு இன்றி, உங்களின் ஹார்மோன்கள் சமநிலையில் இருக்காது. உங்கள் ஹார்மோன்கள்தான் உங்களின் பாலியல் உணர்வு, கருவுறுதல் ஆகியவற்றைத் தீர்மானிக்கிறது. இதுவே உங்களின் சுகப் பிரசவம் மற்றும் நீங்கள் அதிகப்படுத்தியுள்ள எடையை எவ்வளவு சீக்கிரம் இழக்கப் போகிறீர்கள் என்பதையும் தீர்மானிக்கிறது. முக்கியமாக, இன்று சரியாக சாப்பிடுவது, உங்களின் முறையான கருத்தரித்தலுக்கும், பிரசவத்திற்குப் பிறகு, மீண்டும் உடல் பழைய நிலையை அடைவதற்கும் வழிவகுக்கும். ஆனால் இப்போதே நீங்கள் அதற்காக செயல்படவேண்டும். இப்போது என்றால் எப்போது வேண்டுமானாலும், ஆனால் கண்டிப்பாக நீங்கள் கருவுறுவதற்கு ஒரு வருடம் முன்பாக ஆரம்பித்துவிட வேண்டும்.

முதல் கட்டமாக, உடல் எடை இழப்பை பற்றிய தீவிரத்தை கைவிடுங்கள். சரி... சரி... எனக்குத் தெரியும். நீங்கள் முதல் முறையாக மகப்பேறு மருத்துவரிடம் செல்லும் போது, உடல் எடையை குறைப்பது உங்களின் கருவுறும் வாய்ப்பை அதிகரிக்கும் என்ற ஆலோசனை தான் உங்கள் காதுகளில் கேட்டிருப்பீர்கள். மன்னித்துவிடுங்கள். அப்படி ஒன்றும் இல்லை. ஆரோக்கியமான பாலியல் உறவு தவிர உங்களின் கருவுறும் வாய்ப்பினை அதிகப்படுத்துவது இன்சுலின் உணர்திறன் தான். இன்சுலின் உணர்திறனை அதிகப்படுத்தவும், இன்சுலின் எதிர்ப்பை குறைக்கவும் நீங்கள் தைரியமாக உங்களின் ஒல்லி உடல் எடையை அதிகரிக்கும் பாதையைத் தேர்ந்தெடுக்க வேண்டும். நீங்கள் என்ன உணவு சாப்பிடுகிறீர்கள் என்பது இதில் முக்கிய பங்கு வகிக்கிறது.

எனவே, இங்கே, இன்சுலின் உணர்திறனை அதிகரிக்கக் கூடியதும் கருவுறும் வாய்ப்பினை சுலபமாக்கக் கூடியதுமான சிறந்த **ஐந்து உணவுத் திட்டத்திற்கான** குறிப்புக்கள் கொடுக்கப் பட்டுள்ளன:

1. *பாக்கெட் உணவுகளைக் குறைத்து விடவும்.* சத்துப் பொருட்களுக்கான பட்டியல் ஒட்டப்பட்டுள்ள/அச்சடிக்கப்பட்டுள்ள பாக்கெட் உணவுகளை உட்கொள்ள வேண்டாம். அது ஸீரியல்ஸ் (cereals), பால் அல்லது பிஸ்கெட்கள் என்று எதுவாக வேண்டுமானாலும் இருக்கட்டும். உங்களுக்கு இனிமேல் பாக்கெட் உணவுப் பொருட்கள் வேண்டவே வேண்டாம். முக்கியமாக, குறைந்த கொழுப்புச்சத்து கொண்ட இனிப்புத் தயிர், (யோகர்ட்) பாலாடைக்கட்டி (சீஸ்), ஐஸ்க்ரீம். அது போலவே, ஷுகர் ப்ரீ என்று போடப்பட்ட பொருட்களிலிருந்து தள்ளியே இருங்கள். அது, கப் கேக், கோலா, தானியம் தவிர்த்த க்ரோசன்ட் (croissant) இதற்கான விதி என்னவென்றால், இவ்வாறு விளம்பரப்படுத்தப்படும் பொருட்களிலிருந்து விலகி இருக்க வேண்டும் என்பது தான். உதாரணமாக க்ளுடன்-ப்ரீ, லோ ஃபேட், ஹை-ப்ரோட்டீன் ஆகியவை. இதற்காகத் தான் அந்த உணவை நீங்கள் வாங்குகிறீர்கள் என்றால், உங்கள் உடல் ஆரோக்கியத்தையும், உங்கள் பணப் பையின் ஆரோக்கியத்தையும் உடல் எடை இழப்புச் சந்தையின் வில்லன்களின் சதி திட்டத்திற்கு பலியாகி விட்டீர்கள் என்று தான் சொல்ல வேண்டும்.

2. *பருவத்திற்கு ஏற்றாற்போல் சாப்பிடவும்.* நான் சமீபத்தில் என் கட்டுரை ஒன்றினை கணினியில் பதிவேற்றம் செய்துள்ளேன். (என் முகநூல் பக்கத்திலும், வெப் சைட்டிலும் இலவசமாகப் பதிவிறக்கம் செய்துக் கொள்ளலாம். அதில், ஒருவர் கட்டாயமாக சாப்பிட வேண்டிய காய்கறிகள், பழங்கள், தானியங்கள், மற்றும் பருப்பு வகைகளைப் பட்டியலிட்டுள்ளேன். அவைகள் கிடைக்கும் சீசன்களுக்கு ஏற்ப வாங்கி உண்ணலாம். ஆனால் இன்றைய காலகட்டத்தில் எல்லாமுமே எப்போதுமே சூப்பர் மார்கெட்டுகளில் கிடைப்பதால் பலருக்கும் எப்போது எதை வாங்கி சாப்பிடுவது, பருவ காலத்திற்குத் தகுந்தாற் போல் எதை உண்பது, எவற்றை தவிர்ப்பது என்கிற அறிவையே இழந்து

விட்டார்கள். மறந்துவிடாதீர்கள் வருடம் முழுவதும் உங்களுக்கு எல்லாம் கிடைக்கிறது என்றால் மாபெரும் குளிர்சாதனக் கிடங்கில் பதப்படுத்தப்பட்டு வைக்கப்பட்டுள்ளன என்பதை. கிடங்கிலிருந்து மாலுக்கு (Mall) பின் சிறிய கடைக்கு என்று பயணப்பட்டு சீசனுக்குத் தகுந்தாற் போல் சந்தைப்படுத்தப்படுகிறது. மேலான சுவையாக இருப்பது தவிர, ஏராளமான வகைகளில் காய்கறிகள், பழங்கள் ஆகியவற்றை ஆண்டு முழுவதும் சாப்பிடும் வசதியைத் தருகிறது. மேம்படுத்தப்பட்ட உணவு வகைகள் குடல் சளி, ப்ரோபயோடிக் பாக்டீரியா மற்றும் இன்சுலின் உணர்திறன் ஆகியவற்றிற்கு நல்லதே.

3. *ஊறுகாய் அல்லது சட்னியை* உங்களின் தினப்படி பிரதான உணவில் அறிமுகப் படுத்துங்கள். இவைகளிலிருந்து வைட்டமின்-B12 கிடைக்கும் என்பதை பள்ளிக்கூடமோ, இதர ஊட்டச்சத்து ஸ்தாபனங்களோ சொல்லித் தந்திருக்கவில்லை. ஆனால் இந்த முக்கிய கொழுப்புச்சத்து நிறைந்த உபரி உணவுகள் நாமே நமக்குள் B12 உற்பத்தி செய்யவும் உதவுகிறது. நீங்கள், வேர்கடலை, எள், தேங்காய் சட்னியிலிருந்து மாங்காய், மிளகாய், காளான் ஊறுகாய் வரை உங்கள் சுவை மற்றும் நீங்கள் வசிக்கும் இடம் பொறுத்து தேர்ந்தெடுத்துக் கொள்ளலாம். காலைச்சிற்றுண்டி அல்லது மதிய உணவில் ஒரு டீ ஸ்பூன் ஊறுகாயும் இரவு உணவில் இரண்டு மூன்று ஸ்பூன்கள் சட்னியும் சேர்த்துக் கொண்டால், மிகவும் புத்திசாலித்தனமாக இணைக்கப்பட்ட முக்கிய கொழுப்புச்சத்து, மூலிகைகள் மற்றும் மசாலாக்கள் நமது இன்சுலின் உணர்திறனை மேம்படுத்துகிறது. சாப்பாட்டினை சுவையூட்டுவதுடன் க்ளைகெமிக் இன்டக்ஸினை குறைக்கவும் செய்கிறது. இது இன்சுலின் உற்பத்தியை உகந்ததாக்குகிறது. இந்த காரணத்தினால் தான் கர்ப்ப காலத்தின் போது உடல் ஊறுகாய்க்கு ஏங்குகிறது. இதைத்தான் நமது ஹிந்தி சினிமாக்கள் நமக்கு கற்றுக் கொடுக்கின்றன.

4. *வீட்டிலேயே தயிர் உரை ஊற்றுங்கள்.* உங்களுக்காக இதை செய்யக்கூடிய கணவனாகப் பாருங்கள். நல்ல பாக்டீரியாக்கள், அமினோ அமிலங்கள் மற்றும் B வைட்டமின்கள் ஆகியவற்றிற்கு, தயிர் தான் உங்களால் தவிர்க்க முடியாத உணவு. கடைகளில் கிடைக்கக் கூடிய ப்ரோபயோடிக் தயிர், வீட்டிலேயே தயாரிக்கக் கூடிய தயிருக்கு ஈடு இணையாகாது. வீட்டுத் தயிர், கர்ப்ப காலத்தில் ஏற்படும் இனிப்பு ஆசை மற்றும் களைத்து விழுதல் போன்றவற்றிற்கு மருந்தாக அமையும். மேலும் அமிலத்தன்மையை கட்டுப்பாட்டுக்குள் தக்க வைக்க உதவும், குறிப்பாக முதல் மூன்று மாதங்களில். எனவே, சிறந்த பயனுக்குத் தினந்தோறும் கண்டிப்பாக ஒரு கிண்ணம் தயிர் உட்கொள்ளுவதை, வழக்கமாக்கிக் கொள்ளுங்கள்.

5. *எப்போது சாப்பாட்டை நிறுத்திக் கொள்ள வேண்டும் என்று தெரிந்து கொள்ளுங்கள்.* சாப்பாட்டிற்கான மன வரைபடத்தை (Mental Meal Map) பின்பற்றுங்கள். (எனது மின்தளத்திலும், முகநூலிலும் கிடைக்கிறது.) இன்டர்நெட் தொடர்பு இல்லாத காபி கடையில் நீங்கள் இருப்பது

போல் நினைத்துக் கொள்ளுங்கள்; இப்படித்தான் உலகம் முழுவதும் மிகவும் உயர்தர காபி கடைகள் செயல்படுகின்றன. இங்கு வரும் பொதுமக்கள் அனைவரும் தங்களுக்குள் பயனுள்ள, சந்தோஷமான விஷயங்களைப் பேசிக்கொண்டும், என்ன சாப்பிடுகிறார்களோ அதனை ருசித்தும் கவனித்தும் சாப்பிட விரும்புகிறார்கள். இவ்வாறு செய்வது பொதுவாக கம்ப்யூட்டர் பார்த்துக் கொண்டே அவர்கள் சாப்பிடும் அளவில் பாதி சாப்பிடும் போதே போதும் என்ற நிலைக்கு வந்து விடுகிறார்கள். பாதி செலவில் இரட்டை சந்தோஷம். இதுவே தான் மெண்டல் மீல் மேப் சித்தாந்தமும். இந்த முறைப்படி முதலில் நீங்கள் எவ்வளவு சாப்பிட விரும்புகிறீர்களோ அதில் பாதியில் தொடங்குங்கள். யுக்தி என்னவென்றால் நீங்கள் சாப்பிடுவதற்கு வழக்கமாக எடுக்கும் நேரத்தை இரட்டிப்பாக்கவும். குடல் சளி, ப்ரோபயோடிக் பாக்டீரியா மற்றும் இன்சுலின் உணர்தல் ஆகிவற்றிற்கு நல்ல செய்தி கிடைத்துவிடும். அதாவது சிறிய அளவில் உணவு வயிற்றை சென்று அடைந்து, இவற்றை சிறப்பாக செயல்பட வைத்துவிடும். தேவைப்பட்டால், இவ்வாறு உணவு உட்கொள்ளும் முறையை மீண்டும் செயல்படுத்தலாம். ஆனால் சாப்பிடும் போது எத்தகைய உபகரணங்களும் இருக்கக் கூடாது. இதுவும் கரீனா கபூரின் ரகசியங்களில் ஒன்றாக இருந்தது (அவர் முழுவதையும் சாப்பிடுவார் என்று சொல்லும்போது) எங்களது முகநூல் பக்கத்தின் நேரடி பேச்சின் போது.

அந்தந்த காலகட்டங்களுக்கேற்ப அல்லது உங்களின் மாதாந்திர மாதவிடாய் சுழற்சியை பொறுத்து இதுவே இயற்கையான ஏற்ற இறக்கங்களையும் அனுமதிக்கிறது.

மேலும், நான் சொல்லத் தேவையில்லை, தீவிரமாக நம்புகிறேன். தினப்படி மூன்றிலிருந்து ஐந்து ஸ்பூன் வரையில் நெய் எடுத்துக் கொள்வதைக் கட்டாயமாக்கிக் கொள்ளுங்கள்.

பேசும் உணவுகள்

2006ம் ஆண்டு வெளிவந்த *Children of Men* திரைப்படத்தில் 2027ம் ஆண்டில் கதை நடப்பது போல் சித்தரிக்கப்பட்டிருந்தது. அதில், பெண்கள் அனைவரும் கர்ப்பம் தரிக்க இயலாதவர்கள் ஆகிவிடுகிறார்கள், கடைசி குழந்தை பிறந்து பதினெட்டு வருடங்கள் ஆகிவிட்டன. பின், சுவாரசியமாக ஆப்பிரிக்காவைச் சேர்ந்த ஒரு பெண் கர்ப்பம் தரித்து விடுகிறாள், மனிதகுலம் தழைக்க அதுவே தான் முக்கியமானது ஆகவே அவளையும் அவளது கர்ப்பத்தையும் மிகவும் பத்திரமாகப் பாதுகாக்க வேண்டும். இந்த திரைப்படம் ஒரு விஞ்ஞான ரீதியானது, போர்க்களம், அகதிகள் முகாம் பிரச்சினைகள் போன்றவை பின்களமாக வைக்கப்பட்டுள்ளன. நான்

இந்த திரைப்படத்தை டிசம்பர் மாத குளிர் இரவு ஒன்றில் பார்த்தேன். இந்தப் படம் முற்றிலும் கற்பனையாக இருந்துவிடும் என்று எனக்குத் தோன்றவில்லை. யோசித்துப் பாருங்கள்; சுற்றிலும் பாருங்கள்; கருத்தரிப்பு மையங்கள் (Infertility clinics) தேசமெங்கும் சந்து பொந்துகளில் கூட தோன்றிவிட்டன. உங்களின் செய்தித்தாள்களில் அதற்கான பரிசோதனைகள் பற்றிய விளம்பரங்கள் முழு பக்கங்களை நிறைத்துக் கொண்டு இருக்கின்றன, இந்தியாவில் ஐந்தில் ஒரு பெண்ணுக்கு PCOD (polysystic ovaries disease-இந்த எண்ணிக்கை கூடுதலாகத் தான் இருக்கும் என்று சந்தேகிக்கிறேன்) பிரச்சினை இருக்கிறது.

திரைப்படங்களிருந்து உபநிஷத்கள் வரையில், சொல்லப்படும் விஷயம்: போர், திறந்த வெளி மைதானங்களை, காடுகளை, மாந்தோட்டங்களை வளர்ச்சித் திட்டங்கள் என்ற பெயரில் இழப்பது, பொருளாதார ரீதியாக மட்டுமல்ல போகப் போக மனித உயிர்கள் வாழ்வதற்கே கூட இயலாத நிலையை உருவாக்கிவிடக் கூடும் என்பது தான். விளை நிலங்களை விளைச்சல் தவிர்த்து வேறு காரணங்களுக்காகப் பயன்படுத்துவது என்பது நமது சாப்பாட்டு முறைகளையே மாற்றி அமைத்து விடுகிறது. சத்து நிறைந்த உணவுகள் சகாய விலைக்கு கிடைப்பது என்பதே கேள்விக்குறியாகி விடுகிறது. சத்துக்கள் குறைந்த அல்லது சத்துக்களே இல்லாத முன் தயாரிக்கப்பட்டு பாக்கெட்டுகளில் அடைக்கப்பட்ட உணவு வகைகள் மலிவு விலைக்கு, தாராளமாகக் கிடைக்க ஆரம்பித்து விட்டன. அடுத்த முறை உணவு பற்றி நீங்கள் பேசும் வாய்ப்பு கிடைத்தால், இது பற்றி தான் பேச வேண்டும், மாறாக கார்போஹைட்ரேட், எண்ணெய், கொழுப்பு, புரோடீன் ஆகியவைகள் பற்றி கவலைப்படாதீர்கள். இது பற்றி அதிகம் கவலைப்படுவது, உணவுத் தொழிற்சாலை மற்றும் மருந்துத் தொழிற்சாலைகளின் பலியாடுகளாக ஆக்கிவிடும். மேலும், ஒன்றைத் தொடர்ந்து ஒன்றாக பல விஷயங்களுக்குள் விழச் செய்து, உங்கள் உடலுக்குள் இந்த மருந்து, அந்த மருந்து என, உங்கள் மாதாந்திர மாதவிடாய் சுழற்சியை சரி செய்வதற்காக உட்கொள்ள நேரிட்டுவிடும்.

எனவே அடிப்படையான உணவுகளைக் கொண்டு உங்கள் உடலை ஆரோக்கியமாக வைத்துக் கொள்வதுடன் போதிய உடற்பயிற்சிகளையும் மேற்கொள்ளலாம். எனவே இது பற்றி தான் நாம் அடுத்ததாகப் பேசப் போகிறோம்.

கர்ப்ப காலக் குறிப்புகள்

2. உடற்பயிற்சியும் செயல்பாடுகளும்

செயல்பாடுகள்

செயல்பாடுகள் (Activity) எப்போதும் உடற்பயிற்சியுடன் குழம்பி விடுகிறது. இவை இரண்டும் தனித்தனியானது. ஒன்றை செய்வதன் மூலம் மற்றொன்றை முன்னேற்றிக் கொள்ள முடியும். கனரக வாகனங்களின் ஓட்டுனர்கள் மிக அதிக நேரம் ஒரே இடத்தில் உட்கார்ந்து கொண்டே இருப்பதாலும், அவர்களின் பிறப்பு உறுப்புகளில் உஷ்ணம் அதிகமாகி, அதுவே அவர்களின் விந்துக்களின் செயல்பாடுகளைக் குறைத்துவிடுவது பற்றி நீங்கள் கேள்விப்பட்டிருப்பீர்கள். நாம் எல்லோருமே அதுபோன்ற ஒரு நிலையில் தான் முழுமையான UTI (Urinary Tract Infection) மற்றும் அரிப்பு ஆகிய பிரச்சினையுடன் தான் இருக்கிறோம். இப்போது நீங்கள் செய்ய வேண்டியதெல்லாம், நீங்கள் தற்போது என்ன செய்து கொண்டிருக்கிறீர்களோ அதைவிட சற்று அதிகமாக சுறுசுறுப்புடன் இருக்க வேண்டும். உங்கள் வீடு, அலுவலகம், அல்லது சுற்றுப் புறத்தில் சற்று நேரம் நடை பயிலுங்கள்; வேறு எதுவும் செய்வதற்கு ஒன்றும் இல்லை என்றால் மட்டுமே, நீங்கள் உட்கார வேண்டும். உட்காருதலும், உடல் ரீதியான வேலைகள் எதுவும் செய்யாதிருத்தலும் புகைபிடித்தலுக்கு ஈடான ஆபத்தை விளைவிக்கக் கூடும் என இப்போது நிரூபிக்கப்பட்டுள்ளது. அதாவது, நீங்கள் ஆரோக்கியமாக சாப்பிட்டுக் கொண்டும், உடற்பயிற்சி களை செய்துக் கொண்டும் ஆனால் அதே சமயத்தில் அளவுக்கு அதிகமாக உட்கார்ந்து கொண்டே இருந்தால், கார்டியோ மெடபாலிக் நோய் பாதிப்புகளுக்கு உள்ளாகும் வாய்ப்பு அதிகமாகி விடுகிறது. உட்கார்ந்து கொண்டே இருப்பது என்பது புதுவகையான புகைபிடித்தல் போலத்தான். உண்மையில், தினந்தோறும் வெறும் பதினைந்து நிமிட உடற்பயிற்சி, இதய நோய் தாக்குதலிலிருந்து உங்களைக் காப்பாற்றும். பதினைந்து நிமிடம் என்பது மிகவும் குறைவு, ஆனால் அறிவியல் பூர்வமான உடற்பயிற்சி ஆராய்ச்சிகள் நாம் அந்த அளவிற்குக்கூட நம் உடலை அசைப்பதில்லை என்கிறது.

செயல்பாடுகள் என்பது உடற்பயிற்சிக்கு தங்கை போன்றது: நாம் எப்போதும் சுறுசுறுப்பாக இருப்பது, மேலும் மேலும் உடற்பயிற்சியை செய்யத் தூண்டும். அதுவே, உடற்பயிற்சி செய்வது நம்மை சுறுசுறுப்பாக இருக்கவும் செய்துவிடும். எனவே, குறைந்த நேரம் மட்டுமே உட்கார்ந்து, உடலை அப்படியும் இப்படியும் அசைத்துக் கொண்டிருப்பது சிறந்த ஆரோக்கியத்திற்கு வழிவகுக்கும். உங்கள் வயிற்றில் வளரும் குழந்தையும் இதனை பெற்றுக் கொள்ளும். எனவே, சுறுசுறுப்பாக இருப்பதையும், உடற்பயிற்சி செய்வதையும் அலட்சியப்படுத்தி விடாதீர்கள்.

உடற்பயிற்சி

உடற்பயிற்சி என்பது உடல் அசைவுகளை முறைப்படியும், தீவிரமாகவும் செய்வதே. உதாரணம்: அருகில் இருக்கும் கடைக்கு நடந்து சென்று வெங்காயமோ, யோகா விரிப்போ வாங்குவது செயல்பாடு. தொடர்ந்து

குறிப்பிட்ட நேரம், குறிப்பிட்ட தூரம் குறிப்பிட்ட வேகத்தில் நடப்பது என்பது நடை பயிற்சி. மீண்டும் மீண்டும், ஐந்து முறை ஓட்டம், எல்லாமாக முப்பது நிமிடங்கள்-உடற்பயிற்சியாகிறது. புரிகிறதா? உங்கள் கர்ப்பகாலத்தில், உடல் பருமன், PCOD மற்றும் தைராய்டு ஆகிய பிரச்சினைகள் ஏற்படுவதற்குக் காரணம் அவை உங்கள் ரத்த சர்க்கரையை கட்டுப்பாட்டுக்குள் வைத்திருப்பதில் குறுக்கிட்டு விடுவதால் தான். உடற்பயிற்சி மட்டுமே அதற்கு மருந்தாக முடியும், கூடுதலாக நல்ல மனநிலை, ஆரோக்கியமான பாலியல் உணர்வு மற்றும் கருமுட்டை/ விந்துக்களின் தரம் ஆகியவையும்.

மருந்தியல் துறையில், 'target-dose-response' குறித்த அளவு மருந்தில் விளைவுகள் என்று ஒரு இலக்கு உண்டு, அதுவே தான் இங்கும் பங்கு ஏற்கிறது. இலக்கு ((target) என்பது சதைப்பற்று, அளவு (dose) என்பது உடற்பயிற்சி, விளைவு (response) என்பது ரத்த சர்க்கரையின் கட்டுப்பாடு. பத்து நாட்களுக்கு உடற்பயிற்சி நிறுத்திவிட்டால், OGTT சோதனையில் சர்க்கரையின் அளவு இரண்டுமடங்காகத் தெரியும். OGTT என்பது, ஓரல் குளுகோஸ் டாலரன்ஸ் டெஸ்ட் எனப்படுகிறது (அல்லது OGCT ஓரல் க்ளுகோஸ் சேலன்ஞ் டெஸ்ட்), இது கர்ப்ப ஸ்த்ரீகளுக்கு அடிக்கடி செய்யப்படும் பரிசோதனை. இதன் மூலம் கர்ப்ப கால சர்க்கரை நோய் இருப்பதற்கான அறிகுறிகள் கண்டறியப்படும். எனவே குறித்த அளவு உடற்பயிற்சி செய்வது, இன்சுலின் உணர்திறனை ஏற்படுத்தி, அடுத்த எழுபத்தி இரண்டு மணி நேரங்களுக்கு தொடர்ந்து வலிமை கொடுக்கும்.

எளிமையாகச் சொல்ல வேண்டும் என்றால், தற்போது உங்கள் உடல் சதைப்பிடிப்பை விட சற்று அதிகமாக சதை போடவில்லை என்றால், நீங்கள் அனைத்தையும் ஆபத்துக்குள்ளாக்குகிறீர்கள் என்று அர்த்தம்: கருத்தரித்தல், ஆரோக்கியமான கர்ப்ப காலம் மற்றும் மீண்டும் பழைய வடிவமைப்பிற்குத் திரும்புதல் எல்லாவற்றையும்.

> கர்ப்ப காலத்தில் அதிக சதைபிடிப்பு என்றால் இன்சுலின் எதிர்ப்புத் திறன் குறைவு என்பதாகும். இதற்கு அர்த்தம், சிறந்த முறையில் கருவின் உட்க்ரகிப்பு, கர்ப்ப காலத்தில் சர்க்கரை நோய் பிரச்சினைக்கான குறைவான வாய்ப்பு, மற்றும் அதிகபட்ச கொழுப்பு எரிப்பு, பிரசவத்திற்குப் பிறகு விரைவிலேயே ஆரோக்கியம் பெறுதல் ஆகியவை சாத்தியமாகும்.

அதிக சதைபிடிப்பு ஏற்படுவதற்கு, நீங்கள் வழக்கத்திற்கு மாறான சிலவற்றை கடைபிடிக்க வேண்டும். நாம் அவற்றை ஒவ்வொன்றாகப் பார்ப்போம். ஆனால் இப்போது நினைவில் கொள்ளுங்கள்-'எடை குறைப்பு' என்பதைத் தெரிந்துக் கொள்ளவேண்டாம், 'சதை போடுவதை'த் தெரிந்து கொள்ளுங்கள்.

உடற்பயிற்சி செய்வதை ஏன் தவிர்க்கச் சொல்கிறார்கள்? பெரும்பாலான எடைக்குறைப்பு மற்றும் சரிவிகித உணவுத் திட்டங்கள் உடற்பயிற்சி செய்வதை ஊக்கப்படுத்துவதில்லை, குறிப்பாக வலிமைப் பயிற்சிகள் உடல் எடை இழப்பதை தடை செய்கின்றன. ஒரேயடியான உணவுக் குறைப்பு அல்லது தீவிர உணவு முறைகள் தற்போது உடலில் இருக்கும் சதைகளைக் குறைத்து, உடல் எடையை ஒரேயடியாகக் குறைத்துவிடும். உடற்பயிற்சி கிடையாது அல்லது வேகமாக நடைபயிலுதல் என்ற ஒன்று மட்டுமே இன்னும் எரியும் நெருப்பில் ஊற்றிய எண்ணெயாக, உடல் சதை திசுக்களை இழக்கச் செய்துவிடும். இதன் விளைவாக குறைந்த காலத்தில் அதிகபட்சமான உடல் எடை குறைப்பு ஏற்படுகிறது. கூடவே இன்சுலின் எதிர்ப்பும் நீண்ட காலப் பரிசாகக் கிடைக்கிறது.

நீங்கள் ஏன் சதை போடவேண்டும்? நீங்கள் சதை போட்டால், உங்கள் எடையைத் தாங்கும் இணைப்புக்களான பின்புறம், முழங்கால்கள், கணுக்கால் ஆகியவற்றில் உங்கள் எடையின் பாரத்தை வைக்காமல், மாறாக உங்கள் பாதத்தில் நீங்கள் லேசாக இருப்பது போல் உணர்வீர்கள். நீங்கள் உங்கள் எடையை இழக்காமல் இருக்கலாம், அல்லது மேலும் எடை கூடியும் இருக்கலாம், ஆனால் நீங்கள் குறைந்திருப்பது போல், உங்கள் உடைகள் வித்தியாசமாகப் பொருந்தியிருக்க, பார்ப்பவர்கள் உங்கள் எடை குறைப்பு பற்றி புகழ்ந்து தள்ளுவார்கள். உங்களின் உறக்கம் சீரானதாக இருக்கும், உங்களின் பாலுணர்வு அதிகமாக இருக்கும், உங்கள் கருப்பையிலிருந்து முட்டைகள் வெளிவந்து கொண்டிருப்பதை உங்களுக்கு உணர்த்த எத்தகைய appம் தேவையில்லை. உங்களின் செயல்பாடுகள் முன்னேற்றமடையும், அதனால் மனநிலை மேம்படும், உங்கள் பொறுமை, சகிப்புத்தன்மை அதிகரிக்கும், தொணதொண என்கிற சக ஊழியரை கூடத் தாங்கிக் கொள்வீர்கள், அடிப்படையில் நீங்கள் ஏதோ மிகப் பெரிய எடையை தூக்குவதற்கு தயாராவது போல் உணர்வீர்கள். எனவே ஆண்களே, பெண்களே, இதுதான் தாய்மைக்கான முதல் லட்சணம். அதிக செயலும், குறைந்த எதிர்பார்ப்பும்.

எப்படி சதை போடுவது? இதுதான் வரப்போகிறது என்று உங்களுக்குத் தெரியும் என்று நான் நினைக்கிறேன்-வலிமைப் பயிற்சி. பொதுவாக கூறப்படுவதான எதிர்ப்புப் பயிற்சி அல்லது எடை பயிற்சியின் மூலம், திடமான சதைகளையும் தளராத உடல் தோலையும் உருவாக்குவது மட்டுமல்ல, தசை நாண்கள், எலும்புகள், தசை நார்கள் மற்றும் மூட்டுகள் ஆகிய அனைத்தையும் வலிமைப்படுத்துவது தான். தேவைப்படும் தூண்டுதல் இன்றி, நமது எலும்புகள் பலவீனப்பட்டு, வயது ஏற ஏற நுண்ணிய துவாரங்கள் மிகுந்ததாகவும் ஆகிவிடும். கர்ப்பவதிகள் ஏன் கால்ஷியம் உட்கொள்ள வேண்டும் என்று வலியுறுத்தப்படுகிறார்கள் என்று தெரியுமா? போதிய கால்ஷியம் சத்து கிடைக்காத போது, வளரும் கரு உங்களின் எலும்பிலிருந்து எடுத்துக் கொள்ளத் தொடங்கி விடுவதால் தான்.

நீங்கள் இரண்டு விஷயங்களைத் தெரிந்துக் கொள்ள வேண்டும்:

1. எடை தாங்கும் முட்டிகள் இணைப்புகளில் தூண்டுதல் அல்லது உடற்பயிற்சி இல்லையென்றால், உணவிலிருந்தோ அல்லது கால்ஷியம் மாத்திரைகளிலிருந்தோ அந்த சத்தை உடல் கிரகித்துக் கொள்வதில் அக்கறை காட்டுவதில்லை.

2. போதிய எலும்பு அடர்த்தி இல்லையென்றால், உங்களின் கர்ப்ப காலம் மிகவும் களைப்புடையதாகவும், வலிகள் நிறைந்ததாகவும், வீக்கங்கள் நிறைந்ததாகவும் இருந்துவிடும்.

எனவே எடைபயிற்சி சதைப்பிடிப்புக்கு உதவுவதுடன், எலும்புக்கு தாதுப்பொருட்களின் அடர்த்தியை ஏற்படுத்தி கர்ப்ப காலம் முழுவதற்கும் குழந்தையை, பொறுமை மற்றும் சக்தியை இழந்து விடாமல் தாங்குவதற்கான திறனை அளிக்கிறது.

அடுத்த பெரிய விஷயம் இன்சுலின் எதிர்ப்பு-எவ்வளவு சதைப்பற்று இருக்கிறதோ, அதனால் உடலின் திசுக்கள் மிகச் சுலபமாக ரத்த ஓட்டத்திலிருந்து சர்க்கரையை (சத்துக்கள்) கிரகித்துக் கொண்டுவிடும். இதனால் ரத்த சர்க்கரையின் அளவைக் குறைத்துவிடும். கர்ப்ப காலத்தில், உடல் இன்சுலின் உணர்திறனை சற்று குறைத்துக் கொண்டு, வளரும் கருவுக்கு அதிக சத்துக்கள் கிடைக்க வழி வகுக்கும். இது இருபுறம் கூர்மையான கத்தி போன்றது, போதிய சதை திசுக்கள் இல்லையென்றால் உங்கள் உடல் அனுசரித்துக் கொள்வதற்கு சிரமப்படும். இதன் காரணமாகவே சர்க்கரை நோய் பாரம்பரியம் இல்லாத கர்ப்பிணிகள் கூட கர்ப்ப காலத்தில் சர்க்கரை நோய் பிரச்சினைக்கு உள்ளாகிறார்கள். வயது அதிகமாவது ஒன்றும் குறுக்கிடவில்லை, ஆரோக்கியமாக உடலை வைத்துக் கொள்வதில் தான் இருக்கிறது. கர்ப்ப கால சர்க்கரை நோய் சுலபமாக தடுக்கக் கூடியதே.

இது பற்றிய கூடுதல் விவரங்கள் உடற்பயிற்சிகளுக்கான குறிப்புகள் பக்கத்தில் உள்ளன.

ஆண் கருவுறுதல் (Male Fertility)

நாங்கள் சரிவிகித உணவு மற்றும் உடற்பயிற்சி பற்றிய ஆலோசனைகள் வழங்கும் போது, பெரும்பாலான தம்பதிகள் கருவுற்று விடுவார்கள். எதனால் என்றால், அவர்கள் முறையான உடற்பயிற்சியும், முறையான உணவும் உட்கொள்ளுவதற்கு கற்றுக் கொண்டுவிடுவதால் தான், மன அழுத்தம் இல்லாமலும் ஒழுக்கமான வாழ்க்கை முறையை பின்பற்றுவதாலும் தான். நான்,

மனைவிகளுடன் மட்டுமே பணியாற்றும் போது, மனதிற்குள் இவளுடைய கணவனும் பயிற்சியில் சேர்ந்துவிட வேண்டும் என்று நினைத்துக் கொள்வேன். ஏனென்றால், தம்பதிகளாக பயிற்சி மேற்கொள்ளும் போது வாழ்க்கை முறை மாற்றம் சுலபமாகி விடும். தம்பதிகள் இருவரும் சந்தோஷமாக இருந்தால், ஆரோக்கியமாக இருந்தால், செக்ஸில் ஈடுபடுவார்கள், குழந்தையும் இயற்கையாகவே உருவாகும். இந்த உண்மை, சில சமயங்களில் என்னுடைய நாற்பது வயதுக்கு மேற்பட்ட வாடிக்கையாளர் தம்பதிக்குள் சங்கடத்தை ஏற்படுத்திவிடும், 'நம்மால் குழந்தை பெற்றுக் கொள்ள முடியாது' என்றிருந்த தம்பதிகள் மற்றும் முதல் குழந்தையை மிகுந்த சிரமங்களுக்கும், IVF முறைப்படியும் பெற்றுக் கொண்டவர்களும் உள்பட. இயற்கையாக கருத்தரித்தல் அவர்களுக்குள் மிகப்பெரிய நம்பிக்கையை உருவாக்கி விடுவதுடன், எங்களுக்கும் மிகுந்த சந்தோஷத்தைக் கொடுத்து விடுகிறது.

இதன் காரணம் வெறும் சத்தான உணவுகள் மட்டுமல்ல, உண்மை என்னவென்றால், அவர்கள் இப்போது, அதிக அளவில் இன்சுலின் உணர்திறன் பெற்றுவிடுவது தான். இது, நாற்பது வயது மனிதர்களை முப்பது வயதாக உணர வைத்து விடுகிறது. இதில் நாம் நினைவில் கொள்ள வேண்டியது என்னவென்றால், கர்ப்ப காலத்தில் பெண்களின் PCOD, தைராய்டு, ஓபிசிட்டி ஆகியவை மட்டும் முறைப்படி ஆவணப்படுத்தப்படும் போது, அதே சமயத்தில் அவர்களின் கணவன்மார்களின் மன அழுத்தங்கள், சோம்பேறித்தனம் ஓபிசிட்டி பிரச்சினைகள் அறியப்படாமலே போய்விடுகிறது. ஆண்கள் நிம்மதியாக இருக்கும் போது, உடலுறவு கொள்ளுதல் வெறும் சந்தோஷம் மட்டுமல்ல, ஆனால் குழந்தை உருவாக்கம் என்பது கேக் போன்று இருவருமே பகிர்ந்து அனுபவிக்கக் கூடியது.

3. வாழ்க்கை முறை

உங்கள் வாழ்க்கையை எந்த அளவிற்கு சிறப்பாக நடத்திச் செல்கிறீர்களோ அதுதான் வாழ்க்கை முறை (Life Style)-இதனை விலையுயர்ந்த அவகேடோ சாப்பிடுவது, முதல் வகுப்பில் பயணப்படுவது, அல்லது LVயை எடுத்துச் செல்வது ஆகியவற்றுடன் போட்டுக் குழப்பிக் கொள்ளாதீர்கள். ஒழுக்கமான கட்டுப்பாடுடனான வாழக்கையை வாழ்வது தான் வாழ்க்கை முறை ஆகும். நீங்கள் சூரிய உதயத்திற்கு குறைந்தபட்சம் இரண்டு மணி நேரங்கள் கழித்து எழுந்து, நள்ளிரவுக்கு முன்பாக தூங்குபவரா? விருந்து கேளிக்கைகள், ஆனால் தினந்தோறும் இல்லை அல்லவா? விருந்து அழைப்புகளைத் தேர்ந்தெடுத்துச் செல்லுங்கள். உங்கள் உணவுத்தட்டை காசு கொடுத்துவிட்டோமே என்று நிரப்பிக் கொள்ளாதீர்கள். உண்மையில் நீங்கள் மனதளவிலும், புத்தி அளவிலும் முதிர்ச்சியடைந்திருக்கிறீர்களா என்பதுதான். சுயகட்டுப்பாடு, உணவு தேர்ந்தெடுத்தல், ஆரோக்கியம் என்று

அனைத்தையும் திறமையுடன் நிர்வகிக்கத் தெரிந்தவரா? இருப்பினும், மதுபானங்கள் மற்றும் ஆடம்பரமான உணவு வகைகள் அளவுக்கதிகமாக கிடைக்கும் என்பதால் ஐந்து நாள் திருமணங்களில் கலந்து கொள்பவரா? இப்போதைய உங்கள் தேவை என்னவென்றால், இதுவரை எத்தகைய வாழ்க்கை வாழ்ந்து வந்திருக்கிறீர்கள் என்று திரும்பிப் பார்ப்பது தான். உங்கள் கவனத்திற்கு சில குறிப்புகள்.

மதுபானமும் புகைபிடித்தலும். இந்தப் பழக்கம் உங்களது ஹார்மோன் சூழ்நிலையை வெகுவாக பாதிக்கிறது. தாதுப்பொருட்களை உட்க்ரகித்துக் கொள்வதில் தலையிடுகிறது, இன்சுலின் எதிர்ப்பை அதிகரிக்க உதவுகிறது. எனவே நீங்கள் கருத்தரிக்கப் போகிறீர்கள் என்றால் அவசியம் இந்தப் பழக்கங்களைக் கைவிட்டுவிடுங்கள்.

காபியும் தேனீரும். சாப்பிட்டு முடித்த பிறகு, தூங்கி எழுந்தவுடன் அல்லது ஓய்வாக உட்கார்ந்து கொண்டிருக்கும் போது, சிந்தனைகள் செய்து கொண்டிருக்கும் போது உங்களுக்கு இந்த பானங்களின் தேவை ஏற்பட்டால், உங்கள் உடல் எடையைக் கூட தாங்க இயலாதவர்கள் என்றாகி விடுவீர்கள். எனவே, அடிப்படை விஷயங்களுக்கு கவனம் செலுத்துங்கள், முறையான உணவு உடற்பயிற்சி, நிறைவான தூக்கம் என்று. இப்படி செய்வதன் மூலம் உங்களின் இந்த தேவை வெகுவாகக் குறையும். இரண்டு மூன்று கோப்பைகள் உங்கள் தினப்படி வாழ்க்கை முறையை கெடுத்துவிடாது.

மன அழுத்தங்களும் உறக்கமும். ஒன்றுக்கொன்று தொடர்புடையதும், சார்புடையதுமான இவைகள், பொதுவாக ஆரோக்கியமாக இருப்பதுடன், கர்ப்பம் தரிப்பதற்கான முக்கியமான அம்சங்களாகும். மன அழுத்தம், அது உறவுகளாலோ, அலுவலகப் பணிகள் அல்லது வேறு எந்த காரணத்தினால் ஏற்பட்டாலும் அது தேவையில்லாதது. சவால்கள் நல்லது தான் ஆனால் அதுவே தினந்தோறும் போர்க்களம் போவது போல் ஆகிவிட்டால், நீங்கள் நின்று, சுதாரித்து, உங்கள் வாழ்க்கையை எந்தப் பாதையில் எடுத்துச் செல்ல விரும்புகிறீர்களோ அதற்கான பாதையை சிந்திக்க வேண்டியது அவசியம்.

களைத்துப் போன உடலும் மூளையும் உறக்கம் கொள்ள இயலாது. உறக்கமின்மை ஹார்மோன் சீரற்ற நிலைக்கான முன்னோடி, இது உடல் ஆரோக்கியத்தையும் கெடுக்கும், ஆரோக்கியமான உடல் உறவு, ஆரோக்கியமான குழந்தை உருவாக்கம் அனைத்தையும் பாதிக்கும். நீங்கள் தூங்குவதற்குப் போதுமான களைப்பையும், களைப்பை போக்கக்கூடிய உறக்கத்தையும் பெற்றிருக்க வேண்டும். புத்தம் புது மலரைப் போல புத்துணர்ச்சியுடன் விடியும் தினத்தை சந்திக்க வேண்டும்.

மதியவேளை தூக்கம் அழகான தூக்கம் என்று அழைக்கப்படுகிறது. இது மன அழுத்தத்தை வெகுவாகக் குறைக்கவும், இரவில் மிக நன்றாகத் தூங்கவும் உதவுகிறது. ஆனால் அதே சமயத்தில் இந்த நல்ல விஷயத்தை அதிகமாகவும் செய்துவிடக் கூடாது-மதிய வேளை தூக்கம் என்பது இருபது நிமிடங்கள் என்றால் சரி.

மேலும் தகவல்கள் தூக்கத்திற்கான குறிப்புகள் பகுதியில். பக்கம் 125

மாசு/தூய்மைக்கேடு

சில மாசுக் கட்டுப்பாடுகளை நாமே தனி ஒருவன்/ஒருத்தியாகக் கட்டுப்படுத்தி விடலாம், உதாரணமாக புகைபிடித்தல். ஆனால் மிகப் பரந்த அளவில், இதனைக் கட்டுப்படுத்துவதற்கு அரசாங்கம் மட்டுமே தீவிர நடவடிக்கைகளை மேற்கொள்ள முடியும். டில்லி நகரத்தின் சமீபத்திய உச்சபட்ச மாசு பிரச்சினையினால் மனிதர்களின் பாலியல் உணர்வு 30% குறைந்துவிட்டது. நமது ஆரோக்கியத்தை எது பாதித்தாலும் அது நமது கருத்தரித்தலையும், குழந்தை பிறப்பையும் வெகுவாக பாதிக்கவே செய்யும். இன்சுலின் எதிர்ப்பு, காற்று மாசுபட்டுப் போதல் ஆகியவைகள்கூட, ரத்தத்திலிருந்து சத்துக்களை கிரகித்துக் கொள்ளும் திறனை குறைத்துவிடும். மாறாக, ஒரு ஆராய்ச்சியின் சுவாரசியமான முடிவு என்னவென்றால், பீஜிங் ஒலிம்பிக்ஸ்ஸின் போது முதல் மூன்று மாத கர்ப்பத்தில் இருந்த பெண்கள், அந்த நகரத்தில் பிறந்த குழந்தைகளின் சராசரி எடையை விட அதிக எடையுடன் பிறந்தனவாம். இதற்குக் காரணம், சீன அரசாங்கம் ஒலிம்பிக்ஸ் விளையாட்டுக்கான முன்னேற்பாடுகளில் அதி முக்கியமாக மாசுக் கட்டுப்பாட்டினை மிகவும் தீவிரப் படுத்தியதே. மேலும் சுவாரசியமான விஷயம்-அதே விளையாட்டுப் போட்டியின் போது கடைசி மூன்று மாத கர்ப்பத்தில் இருந்த பெண்கள் பிரசவித்த குழந்தைகள் சராசரியை விடப் பெரியதாகவும் இல்லை, ஆரோக்கியமாகவும் இல்லை. குறைந்த வயதில் கருத்தரித்தல் கருச்சிதைவுக்கான வாய்ப்புக்கள் அதிகமாக இருந்த போதிலும் தூய்மையான சுற்றுப்புற சூழலில் நல்ல பலனையே தருகிறது. உங்களுக்கு அடிக்கடி கருச்சிதைவு ஏற்பட்டாலோ, அல்லது நல்ல கணவன்-மனைவி உறவு இருந்த போதிலும் கருத்தரிக்கவில்லை என்றால் உடனடியாக நீங்கள் வசிக்கும் இடத்தின் தூய்மையை பரிசோதித்துப் பாருங்கள். இடம் மாற்றம் செய்யுங்கள், கருத்தரியுங்கள், இரண்டாம் மூன்று மாத கர்ப்ப காலத்தில் திரும்புங்கள். கருத்தரித்தலுக்காக சில மாற்றங்களை செய்து கொள்வதில் தவறொன்றும் இல்லையே.

2

கர்ப்ப கால உணவு விதிகள்

பிரசவம் என்பது இயற்கையான உடலியல் ரீதியான விஷயம். இப்படி சொல்வது விசித்திரமாக இருந்தாலும், பருவம் எய்திய காலத்தில் இருந்தே, இன்னும் சொல்லப் போனால் உங்களின் எட்டாவது வயதில் இருந்தே, உங்கள் உடல் தன்னை தயார்படுத்திக் கொள்வதற்குத் தொடங்கிவிடுகிறது. இனப்பெருக்கத்திற்கான அமைப்புகள்-பெண் உறுப்பு, ஓவரிகள் மற்றும் கருப்பை ஆகியவை முறையான மனதளவிலான தயாரிப்பு இருந்தால் மட்டுமே வளர்ந்து, முதிர்ச்சியடைந்து ஆரோக்கியமான நிலையை அடையும். எனவேதான், பாரம்பரியமாக சாஸ்திரங்கள், புராணங்கள் ஆகியவற்றின் கற்பித்தல் ஏழு வயதிலேயே ஆரம்பமாகி விடுகிறது. இவ்வாறு செய்வதன் மூலம் உடல் வளர்ச்சிக்குத் தகுந்தாற் போல் மனமும் அறிவும் வளர்ச்சி அடைவதற்குத் தயாராகி விடுகிறது.

இளம் பருவத்திலேயே தொடங்கப்படும் ஒன்று தைத்ரிய உபநிஷத், அதாவது கல்விக்கான அடிப்படை. இந்தக் கல்வி முழுவதிலும் உணவுக்கான (அன்னம்) விதிமுறைகள்; அது எங்கிருந்து கிடைக்கிறது, என்ன செய்கிறது, எப்போது உட்கொள்வது, போன்ற பலவும், சுவாரசியமாக இந்தக் கல்விப்பாடம் முழுவதுமே ஒரு தந்தைக்கும் மகனுக்கும் இடையேயான உரையாடல் வடிவமாகக் கொடுக்கப்பட்டுள்ளது. இது மேலும், உட்கொள்ளும் உணவின் பயணம், அன்னமய கோஷம் அல்லது ஸ்தூல சரீரமாக உருவெடுப்பது பற்றியும், பிராணம் அல்லது மனதை நிதானப்படுத்தி, புத்தியை வலுப்படுத்தி தினப்படி வாழ்க்கையில் ஒருவன் எவ்வாறு ஆரோக்கியமுடனும் மன மகிழ்ச்சியுடனும் இருக்க உதவுகிறது என்றும் அன்னம் அல்லது உணவின் மகத்துவத்தை புரிந்து கொள்ளாமல் கல்வி என்பது பூரணத்துவம் பெற முடியாது என்பதே. அன்னம் இல்லையென்றால் சந்ததி பெருகாது, வெற்றி என்பது நழுவிக்கொண்டே போகும், வாழ்க்கை என்பதே பெரும் பாரமாகிவிடும்.

கர்ப்ப காலக் குறிப்புகள்

> எனவே, மனமும் உடலும் முறையான உணவின் மூலமே வளர்ச்சியையும் முதிர்ச்சியையும் அடைய முடியும்; மிகவும் முக்கியமாக உணவு பற்றிய சரியான கண்ணோட்டம் அவசியம். இத்தகைய புரிதல் இல்லையென்றால் எத்தகைய கல்வியும் முழுமை பெற்றுவிட்டதாகக் கருதப்பட மாட்டாது.

மிக முக்கியமாக, இன்றைய காலகட்டத்தில் நாம் பள்ளிக்கூடத்தில் உணவு என்பதை மாவுச் சத்து, புரதம், கொழுப்பு, கலோரிகள் என்று ஏதேதோ பெயர்களில் பயிலுகிறோம், இதே இன்னும் சில காலங்களில் நம் உடம்பை நாம் புரிந்து கொள்வதற்கு பதிலாக சிக்கலாக்கிக் கொண்டு விடுகிறோம். டீன்ஏஜ் காலகட்டத்தில் மார்பகம், மாதவிலக்கு ஆகியவை பற்றி ஒருவித விசித்திர உணர்வுகளைக் கொள்கிறோம், இருபது வயது காலகட்டத்தில் எதிர்காலம், வாழ்க்கை பற்றி குழப்பமடைந்து விடுகிறோம். அதன் பிறகு, கர்ப்பம் தரித்துவிட்டால் என்ன நடக்கப் போகிறது, எப்படி நடக்கப் போகிறது என்றும், என்ன சாப்பிடலாம், எவற்றை தவிர்க்கலாம், இதன் பிறகு வாழ்க்கையை எப்படி நடத்திச் செல்வது என்று பலவாறாக நினைத்து ஸ்தம்பித்துப் போய்விடுகிறோம். மேலும் மிகப்பெரிய கேள்வியாக-இந்த உடல் நிரந்தரமாக உருமாற்றம் அடைந்துவிடுமா? என்று கலவரப்பட்டுப் போய் விடுகிறோம்.

இல்லை, அப்படியாகாது. நீங்கள் மீண்டும் பழைய ஜீன்ஸ்களுக்கும் உடல் ஒட்டிய ஆடைகளுக்கும் திரும்பும் நாட்களுக்குள் ஆன இடைவெளியே இது. நீங்கள் உபநிஷத்தில் கூறியுள்ளபடி சரியாக சாப்பிடுவது மிகவும் எளிமையானது, அதுவே சில நேர்மையான பகுதிகளாகப் பிரிக்கப்பட்டுள்ளது. எனவே மிகவும் சுலபமாகப் புரிந்துக் கொள்ளக் கூடியதும், மிகவும் சுலபமாகப் பின்பற்றக்கூடியதுமான எளிய உணவு விதிகளை பின்பற்றினாலே போதும் அவைகள் மிகவும் கவனமாக யோக விஞ்ஞானத்தின் அடிப்படையில் நவீன விஞ்ஞானத்தின் கூட்டுறவுடன் வகுக்கப்பட்டுள்ளன. அவைகள், கர்ப்ப காலத்தில் தோன்றக்கூடிய உணவு பற்றிய அனைத்துக் கேள்விகளுக்கும் விடை அளிப்பதாகவும், சுலபமான இயற்கை பிரசவத்திற்கு உத்தரவாதம் கொடுக்கக்கூடியதாகவும், பிரசவத்திற்குப் பிறகு உங்களை மீண்டும் பழைய உடல்வாகிற்கே திரும்புவதற்கு உதவக் கூடியதாகவும் உள்ளன. மேலும் கர்ப்ப காலத்தில் ஏற்படக்கூடிய பொதுவான பிரச்சினைகள் பற்றியும் எச்சரிக்கின்றன: உயர் ரத்த அழுத்தம், அல்லது மிகவும் குறைந்த இன்சுலின் உணர்திறன், அமிலத்தன்மை அல்லது உடல் ஊதிப் போகுதல், பாதம் வீங்கிப் போகுதல், சக்தி குறைதல், சோம்பேறித்தனம் போன்றவைகள். எனவே நாம் இதன் அடிப்படையில் கர்ப்ப காலத்தின் மூன்று மும்மாதங்களிலும் எதை சாப்பிடுவது, எதனைத் தவிர்ப்பது என்று பார்ப்போம்.

பின்வரும் கர்ப்ப கால உணவு விதிகளை மிகச் சரியாகப் பின்பற்றினால் கிடைக்கும் பலன்கள்:

a) கர்ப்ப காலம் முழுவதும் உங்கள் கூடுதல் எடையை 6 லிருந்து 15 கிலோவுக்குள் வைத்திருக்கும்.

b) வளரும் கருவுக்குத் தேவையான முழு ஊட்டச்சத்துக்களும் கிடைக்கும்.

c) கர்ப்ப காலத்திலும் அதற்குப் பிறகும் உங்கள் ஹார்மோன்களின் அளவை சரிவிகிதத்தில் வைத்திருக்கும்.

d) பிரசவ மேஜையிலேயே உங்களின் பெரும்பாலான கூடுதல் எடையை இழக்கச் செய்துவிடும், மீதி உள்ளவற்றை அடுத்துவரும் ஐந்தாறு மாதங்களில் இழக்கச் செய்துவிடும்.

e) குழந்தையை வளர்ப்பதற்கு உங்களை மனதளவிலும் உடலளவிலும் தயார் செய்துவிடும்.

நாம் இவற்றை மிகவும் விரிவாகப் பார்ப்பதற்கு முன்னால், மிகவும் அலட்சியப்படுத்தப்பட்டு விட்டதும் நமது உடல் ஆரோக்கியத்தில், குறிப்பாக கர்ப்ப காலத்தில் மிகவும் அதிக பங்கு வகிக்கக்கூடிய இந்த விஷயம் பற்றி தெளிவாகத் தெரிந்து கொள்வது மிக அவசியம்.

ப்ரீ மற்றும் ப்ரோ-பயோடிக் (PRE AND PRO-BIOTIC)

பாரம்பரிய ரீதியாக, ஒரு கர்ப்பிணிப்பெண் கண்டிப்பாக சாப்பிட வேண்டிய உணவு-பருப்புகள்-அரிசி-நெய், சட்னியுடன் கூடிய நவதானிய ரொட்டி, சுரைக்காய், பாகற்காய், பூசணிக்காய் போன்ற காய்கறிகள். நவீனகால ஊட்டச்சத்து விஞ்ஞானம், இதனை ப்ரீ-பயோடிக் என்கிறது. இவை ப்ரோ-பயோடிக்களுக்கு உணவுகள்: நமது அதிகபட்ச உடல் ஆரோக்கியத்திற்கு உதவும் நல்ல பாக்டீரியாக்கள், நமது சிறந்த ஆரோக்கியத்திற்குத் தேவையானவைகள். கர்ப்பம் மற்றும் ஹார்மோன்களின் மாற்றங்கள் உடல் சூழலை பாதிப்படையச் செய்வது டிஸ்பயோஸிஸ் (Dysbiosis) ஆகும். டிஸ்பயோஸிஸ் என்பது, ஏதோ ஒரு இனம் ஆதிக்கம் செய்யும் போது, மைக்ரோ பயோட்டாவின் பன்முகத்தன்மையை தொந்தரவு செய்வதால், இதன் விளைவாக பிறப்புறுப்பில் தொற்றுநோய்கள், உணவுப்பொருட்களின் எதிர்ப்பு, இன்சுலின் உணர்வு ஆகிய பாதிப்புகளை ஏற்படுத்தும். கர்ப்ப காலத்தில் புரோஜெஸ்ட்டிரோன் மாத்திரைகள், அமில நீக்கிகள் போன்றவற்றை உட்கொள்ளுபவராகவும், அல்லது மன அழுத்தம் மிகுந்த சூழ்நிலையில் வசிப்பவராக இருந்தாலும், நீங்கள் மேலும் சிரமத்திற்குள்ளாகக் கூடியவராக இருக்க நேர்ந்திடும். மேலும் சாதாரணமாக, நடக்கக் கூடிய கொழுப்பு எரிப்பிலும் இடையூறு ஏற்படும். இதனால் நீங்கள் விரும்புவதைவிட அதிக அளவு எடையை அடைய நேரிடும்.

கர்ப்ப காலக் குறிப்புகள்

கர்ப்ப காலத்தில் உங்களுக்கு நல்லதையே செய்யக்கூடிய உணவுகள் மட்டுமே உட்கொள்ளுவீர்களேயானால், உண்மையிலேயே மாதா அன்னபூரணியின் அருள் பார்வை உங்கள் மீது சற்று அதிகமாகவே இருக்கிறது என்பதை நன்றியுடன் நினைத்துக் கொள்ளுங்கள். மாதா அன்னபூரணி உங்களுக்கு மட்டுமே உணவு அளிக்கவில்லை, உங்கள் வயிற்றில் வளர்ந்து வரும் கருவுக்கும் தான். அவளை விட வேறு யாருக்கு இத்தகைய அக்கறை இருக்க முடியும். உடலுக்குள் இருக்கும் நுண் உயிர்களுக்கெல்லாம் சாப்பாடு போட்டால், அவைகள் நன்றியுடன் உங்களை பாதிக்கக்கூடிய பாக்டீரியாக்களைக் கண்காணிப்பதோடு, நல்ல பாக்டீரியாக்கள் நிறைய உருவாகவும் உதவுகின்றன. உங்களுக்கும் உங்கள் உடலிலிருக்கும் நுண்ணிய உயிரிகளுக்கும் இடையே உள்ள பந்தம், உங்கள் பசி உணர்வை சீராக்கும், மலச்சிக்கலை தடுக்கும், பிறப்புறுப்பில் ஏற்படக்கூடிய தொற்றுநோய்களைத் தடுக்கும், எதிர்ப்பு சக்தியை வலுப்படுத்தும், B12 போன்ற வைட்டமின்களை உருவாக்குவதுடன், உடலுக்குள் முக்கியமான பல செயல்பாடுகளை ஊக்குவிக்கும்.

வசிக்கும் இடம், பருவகாலம் மற்றும் மரபணு இணக்கமான சமையல் வகைகள் என்று வைத்துக் கொண்டால், சாப்பாடு சுலபமாக இருக்கும். இந்த புத்தகம் எழுவதில் பெரிய சவால்களில் ஒன்று பல்வேறு வேறுபாடுகளைக் கொண்ட, மிகப்பரந்த அளவு மக்களுக்கு ஏற்ப இருக்கவேண்டும் என்பது தான். வெறும் சாதமும் பருப்பும் என்றால் கூட அதிலேயே ஆயிரக்கணக்கான வகைகள் உள்ளன. அப்படியே வெறும் தயிர்சாதம் என்று சொன்னால் கூட, சில இடங்களில் எள்ளு தாளிக்கிறார்கள், சில இடங்களில் உருளைக்கிழங்கு சேர்க்கிறார்கள். இதில் என்ன தெரிந்து கொள்ள வேண்டும் என்றால், இவை அனைத்துமே மைக்ரோ பயோம்க்கு நல்லதாகும். Resistant Starches (RS), Short Chain Fatty Acids (SCFA) ஆகியவற்றின் கலவை சிறப்பாக இருந்துவிட்டால், உடலுக்கு மட்டுமல்ல நுண் உயிரிகளையும் ஊக்குவிக்கும். இவையெல்லாம், ப்ரோபயோடிக், ப்ரீபயோடிக் என்கிற வார்த்தைகள் எல்லாம் உருவாவதற்கு நீண்ட காலம் முன்பே ஏற்பட்டவை. எனவே இத்தகைய அறிவை பெற்று, அதன் உண்மைத்தன்மையை உணர்ந்து ஆரோக்கியமாக இருப்பதற்கு முயற்சி செய்யுங்கள். இத்தகைய விஞ்ஞானத்திற்கு மேற்கத்தியர்கள் மட்டுமே உரிமை கொண்டாட முடியாது, உங்கள் பாட்டி, அவளுடைய மொழியில் உங்களுடன் பேசும் போது, அவள் வழங்கிய உணவில் விஞ்ஞானம் இருந்தது, அடுத்த பதினைந்து இருபது ஆண்டுகளில் இவையெல்லாம் பரிசோதனை சாலைகளில் மதிப்பிடப்பட போகின்றன.

கடலை மாவு பால்

பிறந்த குழந்தைக்கும், ஈன்றெடுத்த தாயாருக்கும் சுத்தப்படுத்தும் சாதனமாக இருந்தது கடலை மாவு என்று நினைக்கும் போது மிகவும்

ஆச்சரியமாக இருக்கிறது எனக்கு. ப்ரீபயோடிக் கடலை மாவு, ப்ரோபயோடிக் பால் ஆகியவற்றின் மிக அதிசயமான கலவை! மைக்ரோபயோம் மாற்றங்கள்-கர்ப்ப காலத்தில் ஏற்படும் தோல் நிற மாற்றம், நிறக் காரணிகள், செல்லுலையிட் ஆகியவற்றிற்கு இது மிகவும் சிறந்த விஷமற்ற, இரசா யனங்கள அற்ற தடுப்பாகப் பயன்படுகிறது. உலகளாவிய பிரச்சினைகளுக்கு உள்ளூர் வைத்தியம் என்று இதைத்தான் சொல்வது வழக்கம்.

சரி. இப்போது மேற்கொண்டு பார்ப்போம்:

கர்ப்ப கால உணவு விதி

நீங்கள் சாப்பிட வேண்டிய உணவு

- சுலபமாக சமைக்கக் கூடியதாகவும் ஜீரணிக்கக் கூடியதாகவும் இருக்க வேண்டும்
- ஹைட்ரேட்டுகள் இயற்கையான அமில நீக்கிகளாக செயல்படும்
- சுலபமாக க்ரகித்துக் கொள்ளக்கூடிய அமினோ அமிலங்களை வழங்குகிறது
- நுண்ணிய சத்துப் பொருட்களான இரும்புச்சத்து, ஃபோலிக் அமிலம், கால்ஷியம் போன்றவைகளைக் கொண்டுள்ளது.

விதி 1- சுலபமாக சமைக்கக் கூடியதும் ஜீரணிக்கக் கூடியதும்

உணவு விதிகளில் மிகவும் முக்கியமானது. கர்ப்ப காலத்தில் ஜீரணிக்கும் திறன் சற்று குறையும், எனவே நன்றாக சமைக்கப்பட்ட உணவு, நீங்கள் சாப்பிட ஆரம்பிக்கும் போதே ஏற்கனவே ஜீரணிக்கப்பட்ட உணவு போன்று இருக்கும். இத்தகைய உணவை உட்கொள்ளுவது, அந்த உணவிலிருக்கும் சுவை மற்றும் சத்தினை எடுத்துக் கொள்வதற்காகத் தான். இந்த சத்துக்கள் உங்களுக்கும் உங்களுக்குள் வளர்ந்து வரும் குழந்தையின் வளர்ச்சிக்கும் தேவையானதாக இருக்கும்.

சமையல் என்பது, பாரம்பரியம் மிக்க ஒரு கலை. உங்களின் அறுசுவைத் தேவையை பூர்த்தி செய்து, உங்களை அப்படியே தன் வசப்படுத்தி, கிட்டத்தட்ட ஒரு யோகநிலைக்குக் கொண்டு போய்விடும். இது மனித/மனுஷியின் படைப்பாற்றல் திறனையும், அன்போடு, அக்கறையோடு பகிர்ந்துக் கொள்ளும் குணத்தையும் வெளிப்படுத்தக் கூடியது. மிகுந்த புத்திசாலித்தனமும் உள்நோக்குப் பார்வையும் கொண்ட இந்தக் கலை தான் ஆதி மனிதர்களின் முதல் கலை வெளிப்பாடாக

இருந்தது. சத்துணவு விஞ்ஞானத்தின் படி, காய்கறிகள், தானியங்களை சமைப்பது அவற்றில் உள்ள ஊட்டச்சத்துகளுக்கு எதிரானதும் ஊட்டச்சத்து க்ரகிப்பை பாதிக்கக்கூடியதுமானதும், இயற்கையாகவே அமைந்துள்ள நுண் பொருட்களான Phytates மற்றும் Oxalates ஆகியவற்றை நீக்கி விடுகிறதாம். எனவே சாலட்கள் வேண்டாம், பழச்சாறுகள் வேண்டாம், பற்களால் கடித்து சுவைத்து சாப்பிடுங்கள்.

மேலும், புத்தம் புதியதும், உள்ளூர் உணவுகளும் பாரம்பரிய உணவுகளும் சுலபமாக சமைக்கக் கூடியதாகவும் அதிக சத்துக்கள் கொண்டதாகவும் இருக்கும். உணவுகள் சுலபமாக சமைக்கக் கூடியதாக இருக்க வேண்டும் என்று நான் சொல்வதற்கு மற்றுமொரு காரணம் என்னவென்றால், நமது குழந்தைகள் ஆண்-பெண் என்ற அடிப்படையில் சமையலை அணுகாது, சுலபமாக இருபாலாரும் சமைக்கக் கூடியதாக இருக்கும் சூழலில் வளர வேண்டும் என்று விரும்புகிறேன். சுலபமான சமையல் என்றால், ஆண்களும் சமையலில் ஈடுபட்டு பொறுப்பை பங்கிட்டுக் கொள்ளலாம். மேலும் நீங்கள் தான் செய்ய வேண்டும் என்று இருந்தால், அது சுலபமாக இருந்தால் தான், பணிக்குச் செல்லும் முன்பே களைப்பாக உணர மாட்டீர்கள், அல்லது சமைக்க வேண்டுமே என்ற எண்ணமே உங்கள் உற்சாகத்தைக் குறைத்து விடும்.

இந்த உணவு விதிகள் தனித்தனியானவை அல்ல, ஒன்றுக்கொன்று பின்னிப் பிணைந்தவை தான். தனித்தனியாகச் சொல்வது உங்களுக்கு புரிய வைப்பதற்காக தான். சுலபமாக சமைக்கக் கூடியதும், ஜீரணிக்கக் கூடியதுமான உணவு இயற்கையாகவே நீர்ச்சத்து நிறைந்து உடலின் அமிலத்தன்மையை கட்டுப்படுத்திவிடும். இந்த விஷயத்தைப் பற்றி மேலும் சிறப்பாகப் பார்ப்போம்.

விதி 2- ஹைட்ரேட்டுகள் இயற்கையான அமில நீக்கிகளாக செயல்படும்

நாம் எதை சாப்பிடுகிறோமோ அது, நமது உடலின் நீர் அளவினை பராமரிப்பதுடன் அமிலத்தன்மை உருவாகாமல் இருக்கவும் பிரதானமாக உதவுகிறது. வாழ்க்கை முழுவதும் உடலின் நீர் அளவு மிகவும் முக்கியமானது, கர்ப்ப காலத்தில் இது அதைவிட முக்கியமானது ஏனென்றால் தொப்புள் கொடி மற்றும் பனிக்குட நீர் ஆகியவை இதைத்தான் நம்பி இருக்கின்றன. ரத்தத்தின் அளவு முழுமையாக அதிகரித்து, தாகமும், சிறுநீர் பிரிதலும் அடிக்கடி ஏற்படும். இந்த காலகட்டத்தில் சிறுநீரகங்கள் பெருமளவு பங்கு வகிக்கின்றன.

கர்ப்ப காலத்தில் சிறுநீரகங்கள் அமைதியாகப் பணியாற்றுகின்றன: கருப்பைகள், கருவகம் போன்ற உறுப்புகளைப் போல் சிறுநீரகம் தனக்கென பெயர் எடுத்துக் கொள்ளவில்லை, இருப்பினும் இவற்றின் முறையான செயல்பாடு இல்லையென்றால் ஆரோக்கியமான கர்ப்ப காலம் என்பது இயலாததாக ஆகிவிடும். மூன்று மும்மாத கர்ப்ப காலத்திலும்,

ருஜுதா திவேகர்

உடலில் ஏற்படும் திரவ மாற்றங்களுக்குத் தகுந்தவாறு தங்களை சரி செய்துக் கொள்கிறது. இவைகள் கேட்பதெல்லாம் தாங்கள் சரியாக செயல்படுவதற்கு, நீங்கள் கொஞ்சம் கவனமாக சாப்பிடவேண்டும் என்பது தான். சரியான சாப்பாடு, பானங்கள் எடுத்துக் கொண்டால் உங்கள் ரத்த அழுத்தம், அமிலத்தன்மை ஆகியவற்றின் அளவை இவை கண்காணித்துக் கொள்ளும்.

இதோ உங்கள் அளவுகளை உங்களுக்கு சாதகமாக மாற்றக்கூடிய சில பொருட்கள். இவற்றை சரியான அளவுகளில் எடுத்துக் கொள்ளவில்லை என்றால் நீங்கள் ரத்த அழுத்தம், நீர் வறட்சி, மற்றும் அமிலத்தன்மை ஆகியவற்றால் பாதிக்கப்படுவீர்கள்:

a) *சர்க்கரை:* சில குறிப்பிட்ட விகித அளவில் இதனை எடுத்துக் கொள்வது பயனுள்ளதாக இருக்கும். அதேசமயத்தில் இதன் அளவு அதிகரித்து விட்டால் களைத்துப் போகக்கூடிய நிலை ஏற்படும். அது மட்டுமல்ல சர்க்கரையின் ஆதார உற்பத்திப் பொருளும் கவனிக்கப்பட வேண்டிய ஒன்று. கரும்பிலிருந்து பெறப்படும் சர்க்கரை நல்லது, ஆனால் சோளத்திலிருந்து (high fructose corn syrup) பெறப்படுவது கெடுதல்.

சர்க்கரை என்பது வானத்திலிருந்து நேரடியாக கீழே விழும் நீர்த்துளி போன்றது: அதே நீர் சகதியில் விழுந்தால் சகதி நீர் ஆகிவிடுகிறது. துரதிர்ஷ்டவசமாக பெரும்பாலான 'கர்ப்ப கால உணவுகள்' இரண்டாவதாக சொல்லப்பட்ட பிரிவில் தான் இருக்கின்றன. பிஸ்கெட்டுகள், குக்கீஸ்கள், செரில்கள், பழச்சாறுகள், வாசனையூட்டப்பட்ட பால் வகைகள், இன்னும் பல வகையான பாக்கெட் உணவுகள் ஆகியவை சகதியில் விழுந்த மழை நீர் போன்றவை தான். எனவே அவற்றை தவிர்த்து விடுங்கள். அதுவே உங்கள் தேனீர், காபி போன்றவற்றில் விழுந்தால், பரவாயில்லை குடித்து விடுங்கள். அவ்வாறே இத்தகைய நீர்த்துளி உங்கள் லட்டுகள், அல்வாக்கள் மற்றும் பாயசத்தில் விழுந்தாலும் பரவாயில்லை.

எதிலிருந்து சர்க்கரை பெறப்படுகிறது என்பது எவ்வளவு முக்கியமோ, அதே அளவு முக்கியமானது சர்க்கரையின் அளவு. இது உங்கள் தேவைக்கேற்ப இருக்கிறதா அல்லது சந்தைப்படுத்தப்பட்டுள்ளதா என்பதும் கவனிக்க வேண்டியது அவசியம். WHO எனப்படும் உலக சுகாதார மையம் மற்றும் சர்க்கரை நோய் ஆராய்ச்சிக் கழகங்கள் உள்பட இதர சத்துணவு அமைப்புகள் அனைத்தும், ஒருவரின் சர்க்கரை உட்கொள்ளும் அளவினை, ஒரு நாளைக்கு 6 லிருந்து 9 ஸ்பூன்களாக நிர்ணயித்துள்ளன. உள்ளூரில் தயாரிக்கப்பட்டு உடனுக்குடன் விற்கப்படும் உணவுகள், லட்டுகள் மற்றும் ஷர்பத்துகள் இந்த அளவுக்குள் அடங்கும். இவை எல்லைக்கோட்டை தாண்டுவதில்லை. ஆனால் பாக்கெட் செய்யப்பட்ட பழச்சாறுகள், இதர பானங்கள், ஒரு கிண்ணம் சீரியல்கள் ஆகியவற்றில் சேர்க்கப்பட்டுள்ள சர்க்கரையின் அளவு இந்த கட்டுப்பாடுக்குள் இல்லை என்பதை நினைவில் கொள்ளுங்கள், மறந்து விடாதீர்கள்.

விரைவுப் பட்டியல்

நல்ல சர்க்கரை: கரும்பும் அது சார்ந்தப் பொருட்களும், அந்தந்த பருவகாலத்தில் கிடைக்கக் கூடிய பழ வகைகள், பனைநீர், இளநீர், வீட்டில் தயாரிக்கப்பட்ட ஷர்பத்துகள், வீட்டில் தயாரிக்கப்பட்ட லட்டுகள், பர்பிகள், அல்வாக்கள், சுவைக்காக சேர்க்கப்பட்ட சர்க்கரை கலந்த சமையல் வகைகள், வெல்லம் மற்றும் நெய், சாப்பாட்டுக்குப் பிறகான இனிப்பூட்டப்பட்ட சோம்பு ஆகியவைகள்.

கெடுதல் சர்க்கரை: கேக்குகள், புட்டிங்குகள், பிஸ்கெட்டுகள், குக்கீஸ்கள், முன் தயாரிக்கப்பட்ட பாக்கெட் செய்யப்பட்ட ஷர்பத்துகள், இதர பானங்கள், சாக்லெட்டுகள், ப்ரௌனீக்கள், ஐஸ்க்ரீம்கள், அனைத்து வகையான சீரியல்கள், புரோடீன் பிஸ்கெட்கள் இதர உடல் ஆரோக்கியத்திற்கான பொடி வகைகள் (அதாவது, ஒரு கோப்பை பாலுக்கு நான்கு ஸ்பூன் பொடியில் புரோட்டீன் 9%, கார்போஹைட்ரேட்ஸ் 28%, சர்க்கரை 20% என்று அனைத்துப் பொருட்களின் சதவிகிதப் பட்டியலிடப்பட்டு பாலுடன் கலந்து குடிக்கக் கூடியது), கப் கேக்குகள் போன்றவை.

தெய்வீகமான கரும்புச்சாறு

பெரும்பாலான சர்க்கரைகள் வியாபார ரீதியாக இருந்தாலும், சில சர்க்கரைகள் தெய்வீகக் கூட்டமைப்புடன் இருக்கின்றன. கரும்பு அத்தகைய குணம் கொண்ட மூலப் பொருள் ஆகும். நீண்ட காலங்களாக பாரததேசத்தில் கரும்பு, கருவுறும் சக்தியையும், ஆரோக்கியமான பாலியல் உறவுக்கு உதவுவதாகவும் பெருமளவில் போற்றப்பட்டு வந்துள்ளது. 1970களில் கரும்பு தான் நெய் ஆக இருந்தது. உங்களுக்கு அந்த கதை தெரியும் தானே? நம் அனைவரையும் கொழுப்பு நிறைத்திருப்பதால் நெய் சாப்பிடுவதைத் தவிர்க்க சொன்னார்கள். பிறகு, 2015ஆம் ஆண்டு கொழுப்புச் சத்து உடலுக்குத் தேவையான ஊட்டச்சத்து என்றும், அதனைக் கூடுதலாக சாப்பிடுவது கவலைக் கொள்ளத் தேவையில்லாதது என USDA அறிவித்தது. இந்தியாவில் டாக்டர்களுக்கும் ஊட்டச் சத்து நிபுணர்களுக்கும் நன்றாகவே தெரிந்திருக்க வேண்டும், ஆனால் ஆரோக்கிய உணவு என்று வரும் போது, அனைவருமே முட்டாள்கள் ஆகி விடுகிறார்கள். எனவே நெய் நமது சாப்பாட்டிலிருந்து துரத்தியடிக்கப்பட்டு, வியாபாரச் சந்தையின் கதவுகள், சுத்திகரிக்கப்பட்ட வெஜிடேபிள் ஆயில், பிரான் ஆயில், வர்ஜின் ஆலிவ் ஆயில் என்று பலதரப்பட்ட எண்ணெய்களுக்கு திறந்துவிடப்பட்டு விட்டன.

இப்போது வரலாறு திரும்புகிறது. சர்க்கரை போய் சர்க்கரைக்கான மாற்றுப் பொருட்கள் வந்துவிட்டன, அதான் Stevia (சர்க்கரை

மாற்றுப் பொருள்) போகப் போக, நமது பெண்கள் கர்ப்பிணிகளாக இருக்கும் போது அமெரிக்காவோ அல்லது அதற்கும் மேலான அதி சக்திவாய்ந்த ஒன்றோ, 'சர்க்கரை மருத்துவ குணம் கொண்டது, யோகிகளின் உணவாக இருந்தது, சுவையூட்டக் கூடியது, சமநிலைப்படுத்தக் கூடியது' என்று அறிவிப்பினை விடுக்கும். இதைக்கேட்டதும் நமது மக்கள் நம் மீதே குற்றஞ்சாட்டுவது அதிகரிக்கும். சுருக்கமாக சொல்ல வேண்டும் என்றால், சர்க்கரை இருக்கிறதோ இல்லையோ, நீங்கள் பதப்படுத்தப்பட்டதும் பாக்கெட் செய்யப்பட்டதுமான உணவுப் பொருட்களை உள்ளே தள்ளுகிறீர்கள் என்றால் நீங்கள் உங்கள் ஜீரண உறுப்புகளையும் மிக முக்கியமாக சிறுநீரகங்களையும் மிகவும் கஷ்டப்படுத்துகிறீர்கள் என்று அர்த்தம். கரும் சாக்லெட், ரெட் வெல்வெட் கேக், பிஸ்கட் மற்றும் இதர வஸ்துக்கள, இவைகள் உங்கள் கண்களுக்கு முன்னால் விரித்து வைக்கப்பட்டு, சர்க்கரை மிகவும் கொண்டாடப்பட்டு, புத்திசாலித்தனமாகப் பயன்படுத்தப்பட்டுள்ளன.

கரும்பு, நமது உடலின் உள் உறுப்புகளை சுத்தப்படுத்தவும், நச்சுப் பொருட்கள் நீக்கவும் திறன் கொண்டதாக இருக்கிறது. குறிப்பாக நீங்கள் வாயுத் தொல்லையால் பாதிக்கப்பட்டு பார்ட்டிகளில், சந்திப்புக் கூட்டங்களில் கலந்து கொள்ளும் போது சங்கடப்படுத்தும் வகையில் வாயு பிரியும் போது அதன் சத்தத்தை கட்டுப்படுத்துவதற்கு மெத்தென்று பஞ்சு அடைக்கப்பட்ட நாற்காலிகளில் அமர வேண்டியிருக்கிறதா, இந்த சூழலில் இது மிகவும் பயனுள்ளதாக இருக்கும். கரும்புச்சாறு, அதன் மூலம் கிடைக்கும் வெல்லம் இரண்டுமே நல்லது. உங்களின் கர்ப்ப காலத்திற்கேற்ப உங்கள் உணவில் இதனை சேர்க்கப் போகிறேன்.

வேறு சில பொருட்கள், உடலுக்கு மிகவும் நல்லது, இயற்கையான சர்க்கரை கொண்டது ஆனால் கரும்பிலிருந்து வேறுபட்டது, பனைநீர், இளநீர் மற்றும் தேங்காய் பால். வீட்டிலேயே தயாரிக்கக் கூடிய மருத்துவ குணம் கொண்ட பானம்-எலுமிச்சை, கோக்கம் (புளி போன்றது) கசகசா ஆகியவைகள். இவையெல்லாம் உடலின் நீர் சத்தை பாதுகாப்பதுடன், அமிலத்தன்மையின் அளவை கட்டுப்படுத்தும்.

b) *உப்பு:* உங்கள் எலுமிச்சை பானத்தில் உள்ள உப்பு உங்களை நீர்ச்சத்துடன் இருக்க வைக்கும், ஆனால் பாக்கெட்டுகளில் கிடைக்கும் பானம் மற்றும் உணவு வகைகள் கெடுதல் பயக்கும். அது போலத்தான் தொலைக்காட்சியோ, சினிமாவோ பார்க்கும் போது கொறிக்கும் சோளப்பொரி, வறுவல்கள் போன்றவை. இப்போது நீங்கள் 'உடல் எடை அதிகரிக்கலாம்' என்பதற்காக இவைகளை சாப்பிடுகிறீர்கள்.

சர்க்கரை போலவே, சந்தையில் கிடைக்கக் கூடிய உப்புப் பொருள் எதுவும் உங்களுக்கு வேண்டவே வேண்டாம். ஆனால் வீட்டில் தயாரிக்கப்பட்ட பஜ்ஜி, தட்டை, முறுக்கு, மிக்ஸர் போன்றவை உண்ணலாம்.

கர்ப்ப காலத்தில் சீரம் சோடியத்தின் அளவு, ரத்தத்தின் அளவு அதிகரிப்பதால் குறைகிறது. அதனால் தான் கர்ப்பிணிப் பெண்கள் உப்பு பண்டங்களுக்கு அதிக ஆசைக் கொள்கிறார்கள். பண்டைய காலத்தில் பெண்கள் புளியை விரும்பித் தின்றார்கள், சிலர் அதனுடன் சிறிது உப்பு அல்லது ஊறுகாயை சேர்த்துத் தின்றார்கள். இரண்டுமே சத்து நிறைந்ததும் நல்ல பாக்டீரியாக்களை அதிகரிக்க செய்வதுமாகும். ஆனால் இன்று, இந்த நிலை மாறி பாக்கெட்டுகளில் அடைக்கப்பட்டு சந்தைப்படுத்தப்படும் வறுவல்கள், உப்புப் பண்டங்கள் மற்றும் கோழி வறுவல்கள் என்று தேட ஆரம்பித்து விட்டார்கள். நீங்கள் இது போன்ற குப்பை உணவுகளை சாப்பிடும் பழக்கம் உள்ளவர் என்றால், கர்ப்ப காலத்தில் விளைவுகளை எதிர்பாருங்கள்.

தூய்மை ஆக்கப்படாத, அல்லது இயற்கையான அல்லது ஹிமாலய அல்லது பழுப்பு நிறம் கொண்ட உப்பு உடலுக்கு மிகவும் நல்லது ஏனென்றால் அவை வெறும் சோடியம் குளோரைடு மட்டுமல்ல பல தாதுப்பொருட்களையும் தாவர ஊட்டச்சத்துகளையும் (ஒரு குறிப்பிட்ட சுவை, வாசனை, நிறம் மற்றும் தரம் கொண்டுள்ளது) மேலும் பொட்டாஷியம் மக்னீஷியம் போன்ற எலக்ட்ரோலைட்ஸ்களையும் கொண்டுள்ளது. இத்தகைய உப்புகள் சிலரால், உபவாச தினங்களில் பயன்படுத்தப்படுகிறது, இது உடலின் pH அளவை கட்டுக்குள் வைத்திருப்பதுடன் ரத்த அழுத்தத்தின் ஏற்ற இறக்கங்களையும் தடுக்கிறது.

விரைவுப் பட்டியல்

***நல்ல உப்பு:* ஊறுகாய்கள், அப்பளம், ஷர்பத், வறுகடலைகள் மற்றும் கொய்யாப்பழம், நட்சத்திரப் பழம், நெல்லிக்காய், மாங்காய் போன்றவற்றில் தூவப்படும் காலா நமக் என்று சொல்லப்படும் இயற்கையான உப்பு ஆகியவை. சமையலில் தொடர்ந்து பயன்படுத்தப்படும் சாதாரண உப்பு, குளிக்கும் தண்ணீரில் கலக்கும் உப்பு, எப்பொழுதாவது வீட்டில் செய்யக்கூடிய பக்கோடா, பஜ்ஜி, வடை போன்றவற்றில் பயன்படுத்தப்படும் உப்பு.**

***தவிர்க்கப்பட வேண்டிய உப்பு:* சந்தைப்படுத்தப்படும் பாக்கெட்டுகளில், அட்டைப்பெட்டிகளில், டின்களில் உள்ள பிஸ்கெட்கள், வறுவல்கள் (ஆமாம், உங்கள் வீகன் (vegan) உப்புப் பண்டங்கள்) உப்பு சுவையூட்டப்பட்ட கொட்டை வகைகள், பதப்படுத்தப்பட்ட சீஸ், வெண்ணை, சீன உணவுகள், சமோசா, பிட்ஸா, சோளப்பொரி, பர்கர், போன்றவை., மால்கள், சூப்பர் மார்கெட்டுகள் போன்றவற்றில் விற்கப்படும் உப்புப் பண்டங்கள்.**

உப்பு பற்றியக் குறிப்புகள்

2015, ஏப்ரல் மாதத்தில் USDA கொழுப்பு சத்து பற்றிய தன் அறிவுரைகளை தலைகீழாக மாற்றிக்கொண்டது. அது போல் 2020ஆம் ஆண்டில், உப்பு பற்றிய தன் கருத்துக்களை மாற்றிக் கொள்ளப் போகிறது. இன்று வரையில் கொழுப்புச் சத்து போன்று, உப்பு என்பதை குறைத்துக் கொள்ள அல்லது தவிர்க்க வேண்டும் என்று சொல்வதை ஏற்றுக் கொள்ளக் கூடியதாக இருந்தது, ஆனால் இன்றைய ஆராய்ச்சிகள், குறைந்த அளவு உப்பு சேர்த்துக் கொள்வது உடலின் இன்சுலின் எதிர்ப்புடனும் வயோதிகம் மற்றும் இதய நோய்களுடனும் தொடர்பு கொண்டது என்கிறது. USDA மேலும் 'Voluntary Sodium Targets' என்று ஒரு திட்டத்தை உணவு தயாரிப்பு நிறுவனங்கள் மற்றும் உணவு விடுதிகளுக்காக அறிமுகப்படுத்தியது. ஏனென்றால், அமெரிக்கர்கள் சாப்பிடும் உப்பில் 75% உணவு விடுதிகளால் தயாரிக்கப்படும் பாக்கெட் செய்யப்பட்டதும், பதப்படுத்தப்பட்டதுமான உணவுகளிலிருந்து தான் வருகிறது. நம்மைப் போல் எலுமிச்சைச்சாறு மற்றும் வீட்டில் சமைக்கப்பட்ட காய்கறிகளில் சேர்க்கப்படும் உப்பிலிருந்து அல்ல. உப்பின் மீதான கட்டுப்பாடு, வெளிச் சாப்பாடு, பாக்கெட் சாப்பாடு மற்றும் பதப்படுத்தப்பட்ட தயார் நிலை சாப்பாடு ஆகியவற்றை சாப்பிடுவதை குறைக்கும் எண்ணத்தில் தான். இந்த கட்டுப்பாடு நமது தட்டை, முறுக்கு, ஊறுகாய்கள் மற்றும் வீட்டுத் தயாரிப்புகள் ஆகியவற்றின் மீது அல்ல.

c) *கஃபைன்:* சர்க்கரை சேர்த்த ஒன்று அல்லது இரண்டு கோப்பை காபி அல்லது தேனீர் குடிப்பது பரவாயில்லை. ஆனால் *கஃபைன்* என்ற நச்சுப்பொருள் கண்ணுக்குத் தெரியாமலே நமக்கு கிடைத்துவிடும்- சாக்லெட்டுகள், கப் கேக்குகள், சக்தியூட்டும் பானங்கள் மற்றும் கோலா- இவை வழியாக உட்சென்று நீரிழப்பு நிலைக்கு கொண்டு சென்றுவிடும்.

இதனைத் தவிர்க்க விரும்பினால் நீங்கள் செய்ய வேண்டியது:

1. காலையில் காபி, டீ குடிப்பதை நிறுத்திவிட்டு, பழங்கள், உலர் பழங்கள் சாப்பிடுவதை வழக்கமாக்கிக் கொள்ளுங்கள்.

2. சாப்பாட்டுக்கு பதிலாக ஒரு கோப்பை காபியோ டீயோ குடிப்பதை நிறுத்திக் கொள்ளுங்கள்.

3. இரவு வேளைகளில் சாப்பாட்டிற்கு பதிலாகவோ, அல்லது நண்பர்களுடன் காரில் ஒரு ரவுண்டு போகும் போதோ காபி, டீ குடிப்பதை நிறுத்துங்கள்.

கர்ப்ப காலக் குறிப்புகள்

மேலே சொன்ன அனைத்தும் கிரீன் டீ, வெண் டீ, அல்லது எந்த வகையான டீயாக இருந்தாலும் பொருந்தும்.

அடிப்படையாக ஒரு விஷயத்தில் நீங்கள் கவனமாக இருக்க வேண்டும். அது உங்கள் சிறுநீர்: அது காபி, அல்லது டீ வாசனை கொண்டிருந்தால், நீங்கள் அதிகம் குடிக்கிறீர்கள், குறைத்துக் கொள்ள வேண்டும் குறிப்பாக மேலே குறிப்பிட்டிருந்த கண்ணுக்குத் தெரியாத வஸ்துக்களிலிருந்து கிடைக்கக்கூடிய கஃபைன்.

கர்ப்பிணிப் பெண்களுக்கு மற்றுமொரு சிறப்பு ஆலோசனை என்னவென்றால், வீட்டிலிருந்து வெளியே செல்வதற்கு முன்பாக காபியோ டீயோ குடித்துவிட்டுச் செல்வதை தவிர்த்துவிடுங்கள். கர்ப்ப காலத்தில் உங்கள் உடல், Anti-Diuretic ஹார்மோன்களின் இடையே மிக மெல்லிய சமநிலையை பாதுகாக்கிறது, நீர் அளவு, ரத்த அழுத்தம் ஆகியவற்றையும். நீங்கள் நீண்ட பயணம் மேற்கொண்டிருந்தால் ஒரு கோப்பை காபி, டீ குடித்தவுடன், சிறுநீர் கழிக்க வேண்டும் போல் இருக்கும். அதுவும் இந்தியாவில் என்றால், அது அத்தனை சுலபமில்லை. புறப்பட்ட இடத்திலிருந்து அடைய வேண்டிய தூரம் வரை உங்களை தாகமின்றியும், சிறுநீர் பிரச்சினை இன்றியும் வைக்கக்கூடிய ஒரே பானம் ஒரு கோப்பை பால் தான்.

D) நார்ச்சத்து: காய்கறிகள், பழங்கள், தானியங்கள் மற்றும் பருப்பு வகைகள் ஆகியவற்றிலிருந்து பெறக்கூடியது, ஆனால் நார்ச்சத்து மிகுந்த பானம் மற்றும் மாத்திரைகளிலிருந்து விலகி இருக்கவும். ஏனென்றால் கூடுதலாகப் போய்விட்டால் ஊட்டச்சத்து க்ரகிக்கும் பணியில் தலையிட்டு, நீரிழப்பு மற்றும் மலச்சிக்கலை ஏற்படுத்திவிடும்.

எனவே, நார்ச்சத்து மிகுந்தது என்ற பெயரில், நீங்கள் உள்ளே தள்ளும் சாலட்கள், சூப்கள், பழச்சாறுகள் பற்றி கவனமாக இருங்கள். நன்கு சமைத்த உணவை சாப்பிடுங்கள், பற்களால் நன்கு கடித்து சாப்பிடுங்கள். உங்களின் புறச் சூழலை சீராக வைத்துக் கொள்வதுடன் ஜீரண நீர்களை சிறப்பாக சுரக்கச் செய்து, வயிறு உப்புசம், மலச்சிக்கல் மற்றும் ஜீரணக் கோளாறுகள் ஆகியவற்றிலிருந்து காப்பாற்றும். பெரும்பாலான அமில நீக்கிகள் நார்ச்சத்துடன் வருவதால் தவிர்த்து விடுங்கள். அனைத்து வகையான அமில நீக்கிகளையும் தவிர்த்து விடுங்கள், ஏனென்றால் நீங்கள் இந்த உணவு விதிகளை முறையாகப் பின்பற்றினால் அமிலத்தன்மை கட்டுப்பாட்டுக்குள் தான் இருக்கும். அமில நீக்கிகளைப் பற்றி மிகக் குறைவாகவே தெரிந்த ஒன்று அவை B12, வைட்டமின் D ஆகியவைகளை உட்க்ரகித்துக் கொள்ளும் திறனில் குறுக்கிடுகிறது என்பது தான். இப்போது இந்த இரு ஊட்டச்சத்து குறைவில் நீங்கள் மாட்டிக் கொண்டுவிடக் கூடாது.

விதி 3 - சுலபமாக க்ரகித்துக்கொள்ளகூடிய அமினோ அமிலங்களை வழங்குகிறது

நீங்கள் கர்ப்பமாக இருக்கும் போது உங்களுக்கு அதிக புரதச்சத்து தேவையா? ஆமாம். உங்கள் கருவிற்கும் உடல் தேவைகளுக்கும் அவசியமானது. அதிக புரதச்சத்தை உங்கள் உடல் ஏற்றுக் கொள்வதற்கு ஒரே வழி, சுலபமாக க்ரகித்துக் கொள்ளக்கூடிய அமினோ அமிலங்கள் மூலமாகத் தான். இவைகள் முழுமையான உணவிலிருந்து கிடைக்கின்றன. அதாவது புத்திசாலித்தனமான பொது அறிவுடன் தேர்ந்தெடுக்கப்பட்ட, காலத்தின் சோதனைகளைக் கடந்து வந்த உணவு.

நீங்கள் கருவுற்றிருக்கிறீர்கள் என்று கேட்டவுடனேயே உங்கள் மகப்பேறு மருத்துவர் சொல்லும் விஷயம் புரதசத்து அதிகம் எடுத்துக் கொள்ள வேண்டும் என்பது தான். ஆனால் அவர் இப்படி சொன்னதும், அதற்காக எதைச் சாப்பிட வேண்டும், எதை தவிர்க்க வேண்டும் என்கிற புரிதல் இல்லாத குழப்ப மனநிலை ஏற்படும். வெஜிடேரியன்கள் உடனே முட்டை சாப்பிட வேண்டுமோ என்று குழம்புவார்கள், பிறர், கர்ப்பிணிப் பெண் படம் போட்ட புரோட்டீன் பானங்கள் போன்ற மாற்று உணவுகள் ஏதாவது சாப்பிட வேண்டுமோ என்று நினைப்பார்கள். ஆனால் உண்மை எப்போதும் நடுவில் எங்கோ இருக்கும். எனவே தான், உணவு பற்றிய தங்கம் போன்ற தரமான அறிவுரை என்னவென்றால் ஊட்டச்சத்து அடிப்படையிலான அறிவுரையை விட சிறந்த உணவின் அடிப்படையில் குறிப்பாக உள்ளூர் உணவு முறையின் அடிப்படையில் இருக்க வேண்டும் என்பது தான்.

நமது உடலில் தினந்தோறும் புரத சுழற்சி நடைபெறுகிறது. புரதங்கள் உருவாக்கப்பட்டு உடைக்கப்படுகின்றன. இது ஒன்றும் உங்கள் உடலுக்கு கெடுதல் செய்துவிடாது. ஆனால் வயதாகி விட்டால் அல்லது அந்த வயதில் கர்ப்பம் தரித்து விட்டால், (சாப்பாடும் ஒழுங்காக சாப்பிடவில்லை என்றால்) தினந்தோறும் உங்கள் உடலில் உருவாக்கப்படும் புரதத்தை விட நீங்கள் இழக்கும் புரதம் அதிகமிருக்கும். இதனால் தலைமுடி உதிர்தல், நகங்கள் உடைதல் மற்றும் நீண்ட கால பிரச்சினைகளாக எலும்புகள் தேய்தல் அல்லது இழப்பு, தசை திசுக்கள் இழப்பு ஆகியவை ஏற்படும். இவைகள் குறைவதால் உடம்பின் முழு சக்தியும் போய்விடும் என்பதில்லை மாறாக உங்களின் செயல்திறன் குறைந்துவிடும். அதாவது உங்கள் இதயம், நுரையீரல், இன்சுலின் ஆகியவை வழக்கத்தை விடக் குறைவாக வேலை செய்யும். இதனால் நீங்கள் களைப்படைந்து, உடல் பருமனாகி, சில சமயங்களில் சர்க்கரை நோய் தலைதூக்கவும் செய்துவிடும். எத்தகைய குடும்ப பின்புலமும் இல்லாமல் கர்ப்ப காலத்தில் மட்டும் சில பெண்கள் சர்க்கரை நோயால் பாதிக்கப்படுவதற்கு இதுவும் ஒரு காரணம்.

உங்கள் உடலில் தற்போது உள்ள புரதசத்து சேமிப்பிலிருந்து எடுத்து உங்கள் உடல் பயன்படுத்தாமல் இருப்பதற்கு, நீங்கள் எந்த அளவுக்கு புரதம் எடுத்துக் கொள்ள வேண்டும் என்று கவனிக்க வேண்டும். காலையில் செரில்கள் சாப்பிடுவது இரவு உணவில் புரதசத்து

கொண்டவற்றை சாப்பிடுவது என்கிற காலமெல்லாம் போய்விட்டது. ஒவ்வொரு சாப்பாட்டுக்குப் பிறகு க்ரகித்துக் கொள்ளக் கூடிய புரதத்தை சேர்த்துக் கொள்ள வேண்டும். (மருத்துவ முறைப்படி சொல்ல வேண்டும் என்றால், post brandial protein synthesis) இல்லை என்றால் கருவின் வளர்ச்சி, தசைத்தன்மை, மற்றும் எலும்பின் அடர்த்தி ஆகியவற்றின் பாதிப்பை சந்திக்க நேரிடும். உங்கள் உணவில், புரத உட்க்ரகித்தலுக்கு உதவக்கூடிய அமினோ அமிலங்களுடன் இதர ஊட்டச்சத்துக்கள் தேவை. அவை பால் மற்றும் பால் பொருள்களில் கிடைக்கும் நல்ல கொழுப்பு, கொட்டை (nuts) களிலிருந்து கிடைக்கக்கூடிய தாதுப்பொருட்கள், காய்கறிகளிலிருந்து கிடைக்கக்கூடிய பைடோ நியுட்ரியன்ட்ஸ் போன்றவைகள் அவசியம். உடலுக்குத் தேவைப்படும் புரத சத்தை நாள் முழுவதும் உணவுடன் பகிர்ந்து எடுத்துக் கொள்வது, சிறந்தது. தூங்குவதற்கு முன்பாக கர்ப்பிணிப் பெண்களுக்கு ஒரு கோப்பை பால் குடிக்க கொடுப்பதும் புரத மேன்மைக்காகத் தான். அடுத்த அத்தியாயத்தில், ஒவ்வொரு மும்மாத காலத்திற்கும் ஏற்ற இதற்கான உணவுத்திட்டம் கொடுக்கப்பட்டுள்ளது.

புரத சத்து இழக்க நேரிடும் என்பதால் தான் கர்ப்பிணிப் பெண்கள் விரதம் இருப்பதும், நீண்டநேரம் பட்டினி கிடப்பதும் தவிர்க்க அறிவுறுத்தப்படுகிறது.

முக்கியமான லூசின் (Essential Leucine)

அமினோ அமிலங்களில் மிகவும் முக்கியமான ஒன்று லூசின். கர்ப்ப காலத்தில் இதனை உட்கொள்வது, புரத உட்க்ரகித்தலின் மேன்மைக்கும், தசை இழப்பு தவிர்ப்பதற்கும் உதவுகிறது. இது BCAA (branched chain amino acid) என்று அழைக்கப்படுகிறது. இது ஹார்மோன்களுக்கு சமிக்ஞை செய்வதற்கு மிகவும் முக்கியமானது என்பதால் பிரசவத்திற்கு முன்பும் பின்பும் அவசியமாகிறது. இது அரிசி, கொட்டைகள், பருப்பு வகைகள் ஆகியவற்றிலும், பால் மற்றும் பால் பொருட்களிலும், முட்டை, மீன், இறைச்சி ஆகியவற்றிலும் காணப்படும். (அதனால் தான் முழுமையான உணவு வலியுறுத்தப்படுகிறது) லூசின் இன்சுலின் உணர்திறனை மேம்படுத்துகிறது, ரத்தத்தில் சர்க்கரையின் அளவை குறைக்கிறது, செரோடொனின் அளவை குறைக்கிறது. இதனால் பொதுவாக உணரப்படும் மயக்கம், தலைச்சுற்றல் ஆகியவை வெகுவாக குறைந்துவிடும்.

விதி 4 - இயற்கையாகவே அதிகமுள்ள மைக்ரோ நியூட்ரியன்ட்ஸ்

ஃபோலிக் அமிலம், கால்ஷியம், இரும்புச்சத்து போன்ற நுண்ணிய ஊட்டச் சத்துக்கள் மிகவும் முக்கியமானவை என்று நாம் எல்லோருமே அறிவோம்.

ருஜுதா திவேகர்

கர்ப்ப காலத்தில் இத்தகைய நுண்ணிய ஊட்டச்சத்துக்கள், உதாரணமாக phyto-sterolsலிருந்து lycopenes, flavonoidsலிருந்து phyto-estrogens, resveratrol லிருந்து anthocyanins வரை தேவைப்படுகிறது.

இவை நிறைந்த உணவு உண்மையிலேயே, மாயமந்திரம் போல் உங்களை சக்தி மிகுந்தவராகவும் சந்தோஷமானவராகவும் வைத்திருக்கும். ஆனால் இத்தகைய இந்திய பாரம்பரியமிக்க உணவுகள் மறந்து போய்விட்ட உணவுகளாகவே தெரிகின்றன. உள்ளூர், இன்னும் உள்ளே, குக்கிராமங்களில் ஆங்கிலப் பெயரோ ஏன் இந்தி பெயரோ கூடத் தெரியாத உணவு வகைகள் இவை. உயர் இமாலயப் பிரதேசத்தின் நௌரங்கி தால், கேரளாவின் பலாப்பழ கூழ், வடமேற்குப் பிரதேசத்தின் செர்ரி பழ ஊறுகாய், கொங்கண் கடற்கரையோர இளம் முந்திரிப்பருப்பு, கிழக்கு இந்திய பிரதேசத்தில் புத்திசாலித்தனமாகப் பயன்படுத்தப்படும் சணல் வகை செடியின் விதை போன்றவைகள்.

இத்தகைய மறக்கப்பட்ட இந்திய உணவுகளில் தான் நுண்ணிய ஊட்டச் சத்துகள் நிறைந்து காணப்படுகின்றன. இவை உடலின் அமிலத்தன்மையை வெகுவாகக் குறைக்கிறது, ரத்த சர்க்கரையின் அளவை கட்டுக்குள் வைக்கிறது, மைக்ரோபயோம் மின் ஆரோக்கியத்தை மேம்படுத்துகிறது. இவை நமது உணவுக்குள் சில ரகசியமான வழிகளில் வந்து சேர்ந்தன-ஊறுகாய்கள், சட்னிகள், லட்டுக்கள் போன்றவைகள் உதாரணமாக சொல்லலாம். நீங்கள் வழக்கமாக கூறப்படும் உணவு ஆலோசனைகளை பின்பற்றினால் அநேகமாக மேற்கூறிய ஊட்டச்சத்துக்களை தவற விட்டு விடுவீர்கள். எப்படி என்று பார்க்கலாம்.

- நிறைய இரும்புச்சத்து மற்றும் ஃபோலிக் அமிலம் சாப்பிட சொல்லியிருப்பார்கள், அதற்கு மாத்திரைகள் அல்லது ஒரு கிண்ணம் நிறைய கீரை பரிந்துரைப்பார்கள், ஒரு கைப்பிடி அளவு முந்திரி பருப்பு, அல்லது அலிவ் (Garden Cress) லட்டு உங்களுக்கு அவசியமான ஃபோலிக் அமிலம் மற்றும் இரும்புச் சத்தினை கொடுக்கும், அதுவும் மலச்சிக்கலை ஏற்படுத்தாமல் என்று அவர்களுக்குத் தெரியவில்லை.

- நீங்கள் 'உப்பு அதிகமாக இருக்கிறது' என்று ஊறுகாயை தவிர்ப்பீர்கள், ஆனால் அதனால் கிடைக்கக்கூடிய பல தாதுப் பொருட்களை நீங்கள் இழந்து விடுகிறீர்கள். குறிப்பாக வைட்டமின் K2. K2 பற்றி நீங்கள் கேள்விப்பட்டிருக்க மாட்டீர்கள், அல்லது, அதனால் எலும்பு இழப்பு, எலும்புகள் தேய்தல் (Osteoporosis) போன்றவற்றை முழுமையாகத் தவிர்க்கிறது என்று தெரிந்திருக்க மாட்டீர்கள். பூனாவை சேர்ந்த என்னுடைய வாடிக்கையாள பெண்மணி ஒருவருக்கு, அவர் கர்ப்பம் தரித்த செய்தி கிடைத்ததும் அவருடைய தாய்வழி பாட்டி, ஒரு பாட்டில் நெல்லிக்காய் ஊறுகாய் அனுப்பி வைத்திருந்தார். இந்த ஊறுகாய் பாட்டியின் பாட்டியால் அந்த குடும்பத்தில் கர்ப்பம் தரிக்கும் பெண்களுக்காக,

அவர்களின் முதுகுத் தண்டினை பாதுகாப்பதற்காக அனுப்பி வைக்கப்பட்டிருந்தது.

- அல்லது நீங்கள் நார்ச்சத்து நிறைந்த பாக்கெட் செய்யப்பட்ட செரில்கள், ஓட்ஸ், போன்றவற்றை சாப்பிட ஆரம்பித்திருப்பீர்கள், ஏனென்றால், இது உங்கள் உடலுக்கு மிகவும் நல்லது என்று அறிவுறுத்தப்பட்டிருப்பீர்கள். இவற்றிலிருக்கும் பைட்டேட் தாதுப்பொருட்கள் உறிஞ்சப்படுவதை (குறிப்பாக மக்னீஷியம்) தடுத்து விடுகிறது என்பது பற்றி அவர்கள் அறிந்திருக்கவில்லை. ஆனால் நமது பாட்டிகள் இதனை மறக்கவில்லை, வைட்டமின் K2 வும் மக்னீஷியமும், வைட்டமின் D உட்க்ரகிக்கப்பட மிகவும் அவசியமானது. வைட்டமின் D குறைபாடுகள் அதிகரித்துள்ள இன்றைய காலகட்டத்தில் இது எவ்வளவு சுவாரசியமான விஷயம்? மேலும் இந்த மூன்றும் எலும்புகளையும் இதயத்தையும் பாதுகாக்கின்றன.

தொகுத்து சொல்ல வேண்டும் என்றால்-கர்ப்ப காலத்திற்கான உணவு விதிகள், மிகவும் குழப்பமான கர்ப்ப கால உணவுகள் மற்றும் ஊட்டச் சத்துக்கள் என்றும், தாய்க்கும் வளரும் கருவுக்கும் மிகச் சிறந்தது என்று விளம்பரப்படுத்தப்படும் வியாபார உலகத்திலிருந்து காப்பாற்றி உங்களை சரியான உணவுகளை எளிதாகத் தேர்ந்தெடுக்க உதவுகிறது. பருப்பு-சாதம்-ஊறுகாய், அல்லது கிச்சடி-ஊறுகாய்-தயிர் உணவு முழுமையானது, அதன் பலன்கள் ரகசியமாக அல்லது தெரிந்து கொள்ளப்படாமலே இருக்கிறது. கார்போஹைட்ரேட்கள், கலோரிகள் தாண்டி பாரம்பரிய உணவு முறைகள், ரகசிய உட்பொருள்கள் கொண்ட மிக உயர்ந்த உணவு வகைகள் கொண்ட ஒரு மாய உலகம் இருக்கிறது. அதன் பொறுப்பாளர்கள் நமது பாட்டிகள், ஆரோக்கியமான இயற்கை பிரசவ காலகட்டத்தை சேர்ந்தவர்கள். இதனைப்பற்றி அடுத்த அத்தியாயத்தில் பார்ப்போம்.

பேரிச்சம் பழமும் குழந்தைப்பேறும்

நான் லண்டனிலிருந்து மும்பைக்கு விமானத்தில் வந்து கொண்டிருந்த போது, எனக்கு முதல் வகுப்பில் பயண உயர்வு கிடைத்தது, அவசரப்படாதீர்கள். இனி தான் இருக்கிறது சுவையான பகுதி. நான் என் ஹெட்போனை மாட்டிக் கொண்டு கவ்வாலி இசை கேட்டுக் கொண்டிருந்தேன். என்னுடைய பாத்ரூம் அளவுக்கு பெரியதாக இருந்த சீட்டில் காலை நீட்டிக் கொண்டேன். கண்களை மூடிக்கொண்டு *'தமா தம் மஸ்த் கலந்தர்'* என்ற பாடலைக் கேட்டுக் கொண்டிருந்தேன். அது தெரிந்த பாடகர் இல்லை, யாரோ உள்ளூர் பாடகர். அதில் இருவர் உரையாடிக் கொள்வது போல் வரிகள். அவர்கள் இரண்டு சகோதரிகள் திருமணமாகி பதினான்கு

வருடங்கள் ஆகியும் குழந்தை பெற்றுக் கொள்ளவில்லை அவர்களின் துயரத்திற்கு எல்லையே இல்லை, அவர்களுக்கு, ஒரு ஃபகிர் (fakir) பற்றி தெரிய வருகிறது, அவர் 100% குழந்தையின்மை பிரச்சினையை தீர்க்கக் கூடியவராம். அவர் இந்த சகோதரிகளுக்கு தனித்தனியாக பேரிச்சம் பழம் கொடுத்து, இதனை அதிகாலையில் சாப்பிடுங்கள், பிறகு உங்கள் அன்றாடப் பணிகளை செய்யுங்கள் என்கிறார். சகோதரிகளில் ஒருத்தி அந்த பேரிச்சம் பழத்தை சாப்பிடுகிறாள், இன்னொருத்தி சாப்பிடவில்லை. பேரிச்சம் பழம் சாப்பிட்டவள் ஒன்பது மாதம் கழித்து கையில் குழந்தையுடன் அந்த ஃபகிரை (fakir) பார்க்கப் போகிறாள். அவர், கையில் குழந்தை இல்லாமல் இருக்கும் மற்றொரு பெண்ணை பார்த்து அதிர்ச்சி அடைந்து, 'நீ அந்த பேரிச்சம் பழத்தை சாப்பிடவில்லையா?' என்று கேட்கிறார். 'இல்லை,' என்று வெகு அலட்சியமாக சொல்கிறாள். 'நீ அதனை எங்கு விட்டெறிந்தாய் என்று நினைவு இருக்கிறதா?' என்று கேட்கிறார். 'ஆமாம். அதனை நான் மலை மீது ஒரு பாறையில் போட்டேன்,' என்கிறாள்.

'அட பைத்தியகாரி, போ, போய் பார் அங்கே உன் குழந்தை உனக்காக காத்துக் கொண்டிருக்கிறது,' என்கிறார். சகோதரிகள் அங்கு ஓடிச்சென்று பார்க்கிறார்கள். அவள் பேரிச்சம் பழத்தை எங்கு போட்டாளோ அங்கே ஒரு குழந்தை தன் காலை உயர்த்தி உதைத்துக் கொண்டு அழுது கொண்டு இருந்தது.

மகாபாரத காலத்திலிருந்து ஒவ்வொரு உண்மையும் கதையாகப் புனையப்பட்டு கொடுக்கப்பட்டு வருகிறது என்பார்கள். கேட்பவர்களுக்கு உண்மைகள் சுலபமாகப் புரிந்துக்கொள்ள வேண்டும் என்பதற்காக. இந்த கதை மீண்டும் எனக்கு உணர்த்தியது என்னவென்றால், வெறும் ஆசையும் பாலுறவும் மட்டுமே குழந்தைப் பேற்றினை ஏற்படுத்திவிடாது-நல்ல உணவு இன்றி அது சாத்தியமில்லை என்பதைத் தான்.

சிறப்புக் குறிப்புகள்: கர்ப்பமும் உபநிஷதங்களும்

நமது யோக தத்துவத்தின் படி, நாம் பஞ்ச மகா பூதங்களால் உருவாக்கப்பட்டிருக்கிறோம், இந்த ஐந்து பூதங்கள் ஆவன: முதலில் ஆகாயம், ஆகாயத்திலிருந்து வாயு, பிறகு அக்னி, நீர், கடைசியாக ப்ருத்வி (பூமி). பூமியில் பலதரப்பட்ட ஔஷதங்கள் (மருந்துகள் அல்லது மருத்துவசக்தி கொண்ட மூலிகைகள்) இருக்கின்றன. இவற்றிலிருந்து தான் நம்முடைய உணவு கிடைக்கின்றது.

- குழந்தைக்கான கரு, ஒரு தாயின் வயிற்றில் மிகவும் குறுகிய ஒரு இடத்தில் வளர ஆரம்பிக்கிறது. இடத்திற்கு ஒலியின் தன்மை உண்டு,

எனவே கர்ப்பம் தரித்த சில வாரங்களில் சில தாய்மார்களுக்கு தங்கள் கருவில் வளரும் குழந்தையின் ஒலியைக் கேட்க முடியும். அமைதி மற்றும் அடக்கமான பெண்கள் ஒலியை கேட்கத் தொடங்கும் போது, அதற்கான சக்தி அந்தக் குழந்தையிடமிருந்து வந்தது என்று சொல்வார்கள். இன்று மருத்துவ தொழில்நுட்பக் கருவிகளின் உதவியுடன் ஆறாவது வாரத்தில், கரு ஒரு வடிவத்தை எடுக்கும் முன்பே அதன் இதயத்துடிப்பை கேட்டுவிட முடிகிறது.

- பிறகு வாயு, பெரும்பாலான பெண்கள் தங்கள் உடலின் வாயு அம்சத்தில் சில பிரச்சினைகளை, அதாவது குமட்டல் உணர்வு, வயிறு உப்புசம் மற்றும் அஜீரணக் கோளாறுகள் உணருவார்கள்.

- அதன் பிறகு அக்னியின் அம்சம் தலைகாட்டுகிறது, அது உருவமாக, தொடர்ந்த கால கட்டங்களில் கருப்பையில் இருக்கும் கரு வளர்ச்சியுற்று உருவம் பெறுகிறது. பாதங்கள் அதன் விரல் நகங்கள் ஆகியவை அல்ட்ராசவுண்ட் ஸ்கேன் இயந்திரத்தின் மூலம் காண முடிகிறது.

- பிறகு, பனிக்குடம் உடைந்து நீர் பிரவாகித்து குழந்தை முழு உருவமாய், திடமாய் வந்து பிறக்கிறது. இப்போது நீங்கள் அதனை தொட்டு உணரலாம், ஒலியைக் கேட்கலாம், பார்க்கலாம், முகரலாம். முதலில் அது எடுத்துக் கொள்ளும் மருந்து தாய்ப்பால். கடவுளுக்கு நன்றி சொல்ல வேண்டும் இந்த முதல் உணவுக்காக, குழந்தை வளர்ந்து, ஆளாகி பின்னர் முழு மனிதப்பிறவியாக உலகில் நிற்கிறது.

இந்த பஞ்ச பூதங்களுக்கு ஏற்றவாறு, நம் உணவு இருக்க வேண்டும், அதுவும் குறிப்பாக நமக்குள் ஒரு உயிர் வளர்ந்து கொண்டிருக்கும் போது. அது இப்படித்தான்:

இடம்: உங்கள் உள்ளிருக்கும் உயிரின் குரலை சாப்பிடும் போது கேட்க கொஞ்சம் நேரம் எடுத்துக் கொள்ளுங்கள். அவ்வாறு செய்வதற்கு, நீங்கள் கொஞ்சம் நேரம் எடுத்துக் கொண்டு புற உலக சப்தங்களை விலக்கி விட்டு கவனிக்க வேண்டும். எனவே உங்கள் வேகத்தை குறைத்துக் கொள்ளுங்கள், இடைவெளி விட்டு நிதானமாக சாப்பிடுங்கள்.

- செய்யக் கூடியது: உங்கள் உணவுக்கான நேரத்தை ஒதுக்குங்கள் குறிப்பாக காலை, மதியம், இரவு உணவுக்கு.

- செய்யக் கூடாதது: அவசர சாப்பாடு, வேகமாக சாப்பிடுவது, அல்லது தொலைக்காட்சி பார்த்துக்கொண்டே சாப்பிடுவது.

வாயு: வயிறு பாரம் ஏறாத அளவுக்கு சாப்பிடுங்கள். இது முதலில் சொல்லப்பட்ட இடம் என்பதுடன் தொடர்பு கொண்டது. நீங்கள் சாப்பிடும்

வேகத்தை குறைக்கும் போது, எந்த அளவு வரை சாப்பிட வேண்டும் என்பதை உணருவீர்கள். அவசர அவசரமாக சாப்பிடும் போது, சாப்பிட்ட உணவு தொண்டை வரையில், ஏன் மூக்கு வரையிலும் கூட நிற்பதாகத் தோன்றும். எனவே சாப்பிட்ட உணவு கீழே வயிற்றை சென்று அடைவதை உணர்ந்து அது நிரம்புவதற்கு முன்பாக நிறுத்திக் கொள்ளுங்கள்.

- செய்யக் கூடியது: மனதிற்குள் சாப்பாட்டு அளவு பற்றி ஒரு வரைபடம் தயாரித்துக் கொள்ளுங்கள், ஒவ்வொரு தடவையும் கொஞ்சம் கொஞ்சமாக சாப்பிடுங்கள்.

- செய்யக்கூடாதது: அளவுக் கட்டுப்பாடு. அதற்கு பதிலாக சரியான உணவை, ஒவ்வொரு சாப்பாட்டு நேரத்தின் போதும் அப்போதைய உங்களின் தேவைகேற்ப உணவின் அளவைத் தளர்வாக வைத்துக் கொள்ளுங்கள்.

அக்னி: இது கடவுளாகவே போற்றப்படுகிறது. எனவே அக்னியில் சமைக்கப்பட்ட உணவை, முன்னோர்கள் சொல்வது போல் அக்னியால் தூய்மைபடுத்தப்பட்ட உணவை சாப்பிடுங்கள். மைக்ரோ ஓவன் போன்ற இதர சாதனங்களில் மீண்டும் மீண்டும் சூடுபடுத்தியோ, அல்லது தயாராகக் கிடைக்கக்கூடிய பாக்கெட் உணவுகளையோ சாப்பிட வேண்டாம். வீட்டில் அடுப்பில் மிக நிதானமான நெருப்பில் தயாரிக்கப்பட்ட உணவை சாப்பிடுங்கள். கர்ப்பிணி பெண்கள் வீட்டில் இருந்தால் அவர்களுக்கு முதலில் சாப்பாடு போடுவது இதன் காரணமாகத் தான். உணவு மிதமான சூட்டில் இருக்கும் போதே சாப்பிடுவது அவளுக்கு அவசியம்.

- செய்யக்கூடியது: புதிதாக சமைத்த உணவை மூன்று மணி நேரத்திற்குள் சாப்பிட வேண்டும். அதில் புத்திசாலித்தனமாக நமது பாரம்பரிய மசாலா பொருட்களை பயன்படுத்த வேண்டும்.

- செய்யக்கூடாதது: மைக்ரோ ஓவன் பயன்படுத்தி உணவுப் பொருட்களை சூடுபடுத்தக் கூடாது. சாலடுகள், சூப்களை சாப்பிடாதீர்கள். சாலடுகள் சமைக்கப்படாதவை, சூப்கள் மிக அதிக நேரம் கொதிக்க வைக்கப்பட்டவை. இதற்கிடையேயான சமநிலை தான் நமக்கு முக்கியம்.

நீர்: உங்கள் உணவில் உங்களை நீர்ச்சத்துடன் வைக்கக்கூடிய இதை சேர்த்துக் கொள்ளுங்கள். நீரிலிருந்தே பெறப்படுகின்ற சத்து, புதிதாக சமைத்த உணவில் கிடைக்கக் கூடியது. பழைய உணவுகளில் இந்த சத்து போயிருக்கும், அதுபோலத் தான் வெளி உணவகங்களிலும். மிகவும் இனிப்பாக இருக்கக் கூடியவற்றை சாப்பிடுவது, டீ-காப்பி அல்லது கோலா போன்ற பானங்களை அடிக்கடி குடிப்பது ஆகியவையும் உங்கள் சாப்பாட்டில் நீர் வறட்சியை ஏற்படுத்துவது போலத்தான். எனவே சமநிலையில் இருப்பதற்கு முயற்சி செய்யுங்கள். சுவாமி சிவானந்தா சொல்வதைப் போல பழையதும் குளிர்ந்ததுமான உணவை தவிர்த்து விடுங்கள்.

- செய்யக்கூடியது: எப்போதும் நீர்ச்சத்துடன் இருங்கள், உங்கள் சிறுநீரின் நிறம் தெளிவாக இருக்கும்படி பார்த்துக் கொள்ளுங்கள். புதிய பழங்கள் சாப்பிடுங்கள், உள்ளூர் ஷர்பத்துகள், இளநீர், பனைநீர் போன்றவற்றை பருகுங்கள்.

- செய்யக்கூடாதது: டீ/காபி போன்ற பானங்களை அளவுக்கு அதிகமாகக் குடிக்காதீர்கள். குறிப்பாக காலையில் எழுந்தவுடன் குடிப்பதை நிறுத்துங்கள். அதுபோல் உணவுக்குப் பின் சாப்பிடும் டெசர்ட் எனப்படும் இனிப்பை தவிர்த்து விடுங்கள். நடு இரவில் குளிர்சாதனப் பெட்டியைத் திறந்து ஐஸ்க்ரீம்/சாக்லெட் எடுத்துத் உண்பதை நிறுத்துங்கள்.

இப்போது உங்களுக்கு எல்லாமே ஆச்சரியதிற்குரியதாக அல்லது பொதுவானதாகத் தெரியும், ஆனால் இவை, இன்றைய நவீன ஊட்டச்சத்து விஞ்ஞானம் கர்ப்பிணிப் பெண்களுக்கும் வளரும் கருவுக்கும் பரிந்துரைக்கும் உணவுகளோடு மிகவும் ஒத்துப்போகும்.

3
மூன்று மும்மாதங்கள்

ஒவ்வொரு மும்மாதங்களுக்கும்:

- அடிக்கடி கேட்கப்படும் கேள்விகள்
- முதல் மூன்று உயர்ந்த உணவுகள்
- உணவுத்திட்டம்
- முக்கிய குறிப்புகள்
- பாரம்பரிய சமையல் முறைகள்

முதல் மும்மாதங்கள் (T1)

லிப்ட் தரையில் கிரீஸின் துர்நாற்றத்தை நான் உணர்ந்தேன், நான் அலுவலகத்துக்குள் நுழைவதற்கு முன்பே காபியின் வாசனை உணர்ந்தேன், குடலைப் புரட்டும் நாற்றம் என் சக மனுஷி போட்டிருந்த டியோவிலிருந்து வந்தது. இன்று ஏதோ சரியாக இல்லை. எல்லாமே ஏதோ ஒருவிதமான நாற்றத்தை உணர்த்தியது. சாலைப் போக்குவரத்து, மைகேல் கோர்ஸ் விளம்பரத்தின் மேலிருந்த சிறிய பிளாஸ்டிக் துண்டு என்று எல்லாம்.

அட சீ, கூகிள், மிக அதிக நுகர்வு உணர்வு கர்ப்பம் தரித்தலுக்கான முன் அறிகுறி என்கிறது. எனக்கு அலுவலகத்திலிருந்து வெளியே ஓடிவிட வேண்டும் போலிருந்தது, சுயமாக செய்து கொள்ளக்கூடிய கர்ப்ப பரிசோதனைக் கருவியை பயன்படுத்துவதற்கு பாத்ரூம்கள் இல்லாத வெட்டவெளி சாலையில்! நான் இப்போது எதுவும் குழப்பிக் கொள்ள தயாராக இல்லை. அடுத்த நாள் காலை வரையில் காத்திருக்கவும் தயாரில்லை. ''செய்து பார்த்துவிடு தீப்தி'' என்றது எனக்குள் ஒரு குரல். அதையே தான் என் தோழிகளில் ஒருத்தியான ஜோதியும் சொன்னாள். ''கர்ப்பம் என்றால் கர்ப்பம், இல்லை என்றால் இல்லை. அரைகுறையாக இருக்க வாய்ப்பில்லை.'' எனவே நான் என் கைப்பையை எடுத்துக்கொண்டு அலுவலகத்தில் பெண்களுக்கான பாத்ரூமுக்குள் போனேன். பேஸினில் உட்காரும் முன்பே அந்த அறையின் சுவரில் பொருத்தப்பட்டிருந்த வாசனையூட்டியிலிருந்து எலுமிச்சை வாசனை வந்தது. நான் என் சிறுநீரை கர்ப்ப பரிசோதனைக்கான சாதனத்தில் சேகரிக்க முயற்சித்தேன். ஒன்றும் வரவில்லை. மீண்டும் முயற்சித்தேன். இரண்டு துளிகள் சிறுநீர். இரண்டு துளிகள் இரண்டு கோடுகள். கர்ப்பம் தான். சந்தோஷத்தில் குதித்திருக்க வேண்டும். ஆனால் என் இந்த 36 வயது வாழ்க்கையில் மிகவும் எச்சரிக்கையாக இருந்த தருணம் அது.

நான் அந்த சாதனத்தைக் கையில் பிடித்துக் கொண்டு பாத்ரூமை விட்டு வெளியே வந்தேன். ஜோதியைப் பார்த்ததும் அவள் கண்ணில் படும் படி உயர்த்திப் பிடித்திருந்தேன். ஜோதி-என்னால் பாதி வெறுக்கப்பட்டவளும் கால்பகுதி மதிக்கப்பட்டவளும் கால்பகுதி விரும்பப்பட்டவளும் ஆன அவள் ஒருத்திக்குத் தான் இங்கே என்ன நடந்து கொண்டிருக்கிறது என்று தெரியும், அது எனக்கு பிடிக்கவில்லை. எனவே நான் அந்த பரிசோதனை சாதனத்தைப் படம் பிடித்து வாட்ஸ் அப்-ல் என் கணவருக்கு அனுப்பி வைத்தேன். இரண்டு நீல டிக் மார்க் விழுந்ததும், அவரிடமிருந்து பதில் செய்தி வந்தது. ''இதெல்லாம் தவறாக இருக்கலாம், நாளைக்கே ரத்த பரிசோதனைக்கு உன் மருத்துவரிடம் நேரம் வாங்கிவிடு.'' வாவ்! கர்ப்பம் தரிப்பதும் முதலிரவு போலவே இருக்கிறது-எதிர்பார்த்தபடி இருப்பதில்லை. யாருக்கும் அந்த தருணத்தில் எப்படி நடந்து கொள்ள வேண்டும் என்று தெரிவதே இல்லை.

'ரத்தப் பரிசோதனையின் முடிவு தெரியும் வரை காத்திருக்கலாம் என்றாலும், கேள்விகள் எனக்குள் மிதந்து கொண்டே இருந்தன. எனவே

நான் நோட்பேடு ஒன்றினை எடுத்து, மனதுக்குள் தோன்றிய அனைத்துக் கேள்விகளையும் எழுதி வைத்துக் கொண்டேன்.'

அவைகள் இவை தான்:
(T1)ல் அடிக்கடி கேட்கப்படும் கேள்விகள்

1. நான் திரும்பி வீடு வரும் போது ரிக்ஷாவில் வரலாமா? அது ஆரம்பநிலை கருவுக்கு ஆபத்தானதா?

சினேகிதிகளே, நீங்கள் பாரசூட்டில் வேண்டுமானாலும் பயணிக்கலாம். ஹார்மோன் ரீதியாக நீங்கள் மாறிக் கொண்டிருக்கிறீர்கள், துளிர்க்கும் நிலை. ஓய்வாகத்தான் இருக்க வேண்டும் என்று நீங்கள் அறிவுறுத்தப்பட்டிருந்தது தவிர, மற்றபடி நீங்கள் பயமில்லாமல் ரிக்ஷாவில் பயணிக்கலாம். கர்ப்ப காலத்தில் மட்டுமே உங்களின் உடல் அதிகபட்ச தாங்கும் சக்தியைப் பெற்று கர்ப்பமில்லாத பெண்களுக்கு சவால் விடும் அளவுக்கு மாற்றம் அடைகிறது. 1980களில் மிகப்பெரிய ஊழலாக, அமெரிக்காவின் ஒலிம்பிக் குழுவினர், கருக்கலைப்பு உண்டாக்குதலுக்கான (Abortion Doping) தடையை விதித்தனர். போட்டிகள் ஆரம்பிப்பதற்கு முன்பு, விளையாட்டு வீராங்கனைகள், வேண்டுமென்றே கருத்தரித்து உளவியல் ரீதியான நன்மைகளைப் பெற முயற்சிப்பார்கள். உதாரணமாக, அவர்களின் உடலில் சிவப்பு ரத்த அணுக்களின் அதிகரிப்பு. சிவப்பு ரத்த அணுக்களில் உள்ள ஆக்ஸிஜன், கருவுக்கு மட்டும் ஊட்டச்சத்தை எடுத்துச் செல்லவில்லை, உடலின் காற்றுவெளி செயல்பாடுகளையும் அதிகரிக்கச் செய்யும். கூடுதலாக, இயற்கையாகவே மனித உடலின் அதிக ஹார்மோன்கள், ப்ரோஜெஸ்ட்ரோன் ஆஸ்ட்ரோஜென், ரிலாக்ஸ்ஸின் ஆகியவை உங்களின் ஜிம்னாஸ்டிக் சக்தியை அதிகப்படுத்துவதோடு, உங்களின் விளையாட்டுத் திறனையும் அதிகரிக்கும்.

எனவே, ஒரு பக்கத்தில் கர்ப்பம் தரித்தல் உடலின் சக்தியை அதிகப்படுத்தும் மருந்தாகவும், மற்றொரு பக்கத்தில் கர்ப்பிணிப் பெண்கள் குனிந்து தங்களை கைக்குட்டையை எடுத்தாலே கூட கர்ப்பம் கலைந்துவிடுமோ என்று பயப்படுகிறார்கள். நானும் கரீனா கபூரும் இணைந்து முகநூலில் நிகழ்த்திய நேரடி நிகழ்ச்சியில், கரீனா, பெண்கள் தங்களது கர்ப்பத்தை, கர்ப்ப காலத்தை ஒரு நோயாளி போல் கடந்துவிடக் கூடாது என்பதை மிகத் தெளிவாகப் பதிவு செய்தார். கர்ப்பம் என்பது மிகவும் இயற்கையான ஒரு விஷயம். நீங்கள் அது வரை உங்கள் வாழ்க்கையில் செய்து கொண்டிருந்த அனைத்தையும் ஏன் அதைவிடக் கூடுதலாகவே கூட செய்யமுடியும் (ஒலிம்பிக் விருதுகள் வாங்குவது போல்).

> புரிந்து கொள்ள வேண்டியது என்னவென்றால், கர்ப்பம் என்பது உங்கள் உடலை முன்பிருந்ததை விட மிகவும் ஆரோக்கியமாக்குவதே. நீங்கள் முன்பே ஆரோக்கியமாக இருப்பவர் என்றால், மேற்கொண்டு ஆரோக்கியத்தை எதிர்பார்க்கலாம் என்பதே.

நீங்கள் நோய் மற்றும் மனச்சோர்வு உற்றவராக இருந்தால், ஆரோக்கியத்தை எதிர்பாருங்கள். மிக்க நன்றி. நல்லவேளை, இன்று கர்ப்பம் தரிப்பதற்கு யாரும் அவசரப்படவில்லை. எப்போதும் இல்லாத அளவுக்கு நாம் நீண்ட காலம் உயிர் வாழ்கிறோம். இருபது ஆண்டுகளுக்கு முன்பு இருந்த பெண்களை விட நமக்கு அதற்கான வசதிகள் அதிகம் இருக்கு என்று சொல்லப்பட்டது. எனவே, நான் சொல்வதைக் கேட்டு, கர்ப்பம் தரிப்பதற்கு முன்பே ஆரோக்கியமாக இருங்கள், பிறகு நீங்கள் கரீனாவைப் போல் பளபள என்று ஜொலிக்கலாம், அழகுப் போட்டிகளில் கலந்து கொள்ளலாம், சினிமாவில் நடிக்கலாம். சரி, ரிக்ஷாவில் போகலாம்.

உடலியல் பற்றி நாம் பேசும் போது, கொஞ்சம் மனோதத்துவமும் பார்க்கலாம். உங்களுடைய கணவன் மற்றும் அவருடைய வீட்டாருடன் உங்கள் உறவு சரியில்லை என்றால், அதுவும் பெரிதாக்கபடுகிறது. உங்கள் கணவர் நல்லவராக இருந்தால், மேலும் நல்ல விஷயங்கள் உங்களுக்கு கிடைக்கப் போகின்றன. மொத்தத்தில், கர்ப்பம் எந்த வகையிலும் உங்களுக்கு குறுக்கே வரப்போவதுமில்லை, எதையும் நீங்கள் இழக்கப் போவதுமில்லை. அது உங்கள் வாழ்க்கையில் அனைத்தையும் வளப்படுத்தவே போகிறது.

குறிப்பு: செரீனா வில்லியம்ஸ், தனது முதல் மும்மாத கர்ப்ப காலத்தில் தான், ஆஸ்திரேலிய ஓப்பன் கிராண்ட்ஸ்லாம் போட்டியில் வென்றார்.

2. நான் உடற்பயிற்சி செய்வதை நிறுத்த வேண்டுமா? அல்லது புதிதாகத் தொடங்க வேண்டுமா?

இரண்டும் இல்லை. என்ன செய்து கொண்டிருக்கிறீர்களோ அதை செய்யுங்கள், அதே சமயத்தில் உடற்பயிற்சிக்கான அடிப்படை விதிகளை பின்பற்றுங்கள். தொடர்ந்து பத்து பதினைந்து வருடங்களாக உடற்பயிற்சி செய்து வருபவர்கள் என்றால், உங்கள் உடல் ஆரோக்கியத்தில் வலிமை, நெகிழ்வுத்தன்மை மற்றும் பொறுத்துக் கொள்ளும் அளவு ஆகியவற்றில் மிகப்பெரிய மாற்றத்தை உணருவீர்கள். உடற்பயிற்சிகள் மேலும் சுவாரசியமாகும். உங்களுக்கு பழக்கமான உடற்பயிற்சிகளையே தொடர்ந்து செய்யுங்கள். அதாவது ஓடுகிறீர்களா ஓடுங்கள், எடை தூக்குகிறீர்களா தூக்குங்கள், பனிச்சறுக்கு செய்பவரா தொடர்ந்து செய்யுங்கள். உங்கள் கருவில் வளரும் குழந்தை மிகவும் கொடுத்து வைத்திருக்கிறது. இதை விட வேறு என்ன வேண்டும்?

ஒருவேளை, நீங்கள் இப்போது தான் உடற்பயிற்சியை மருத்துவரின் ஆலோசனைப்படியோ அல்லது உடல் எடை குறைப்பதற்காகவோ செய்யத் தொடங்கி இருக்கிறீர்கள், அதுவும் விட்டு விட்டு என்றால், பெரிதாக எடுத்துக் கொள்ளாதீர்கள். முதல் மும்மாத கர்ப்ப காலம், கடுமையாக உடற்பயிற்சி மேற்கொள்ள வேண்டிய காலகட்டம் அல்ல. நீங்கள் வாரத்தில் ஒன்று அல்லது இரண்டு நாட்கள் உடற்பயிற்சி செய்பவராக இருந்தால், அதையே தொடர்ந்து, ஆனால் தீவிரத்தைக் குறைத்துக் கொள்ளவும்.

அதாவது இதயத்துக்கான பயிற்சி ஏதாவது செய்தீர்கள் என்றால் அதன் வேகத்தை, நேரத்தைக் குறைத்துக் கொள்ளவும். எடை தூக்கும் பயிற்சியில், எடையை குறைத்துக் கொள்ளவும். நீங்கள் குழுவினருடன் உடற்பயிற்சி செய்பவர் என்றால், உங்கள் பயிற்சியாளரிடம் நீங்கள் கர்ப்பமாக இருப்பதைத் தெரியப்படுத்தவும். சைக்கிளிங் செய்வது அல்லது நீச்சல், எடை தூக்கத் தேவையற்ற உடற்பயிற்சிகள் ஆகியவை நடை பயிற்சியை விட நல்லது. இயந்திரங்கள் பளு தூக்கிகளை (free weight) விட மேன்மையானவை. மேலும் முழு சோர்வு ஏற்படும் முன்பு உடற்பயிற்சி களை நிறுத்திவிடுவது நல்லது. உடற்பயிற்சி செய்யும் போது நீரிழப்பு இல்லாமல் பார்த்துக் கொள்வதுடன், இறுதியில் ஒரு வாழைப்பழத்துடன் முடிப்பதை வழக்கமாக்கிக் கொள்ளுங்கள். உடற்பயிற்சிக்குப் பிறகு உடல் மீண்டும் சக்தியைப் பெறுவதற்கு உடனடியாக ஏதாவது உட்கொள்ள வேண்டும்.

நீங்கள் உடற்பயிற்சியே செய்யாதவர் என்றால், வாழ்த்துக்கள் நீங்கள் கர்ப்பம் தரித்ததற்கு. நீங்கள் கொஞ்சம் நடைபயிற்சியை மேற்கொண்டாலே போதும், முதல் மும்மாத கர்ப்ப காலத்தில் புதியதாக எந்த வித உடற்பயிற்சியையும் செய்து விடாதீர்கள்.

3. இந்த காலக்கட்டத்தில் எனக்கு எந்த அளவு புரதம் கிடைக்க வேண்டும்?

புரோட்டீன், இது நமக்குள் பெரிய குழப்பத்தை ஏற்படுத்துகிறது. எங்கிருந்து எவ்வளவு நமக்குத் தேவைப்படுகிறது, அதுவும் குறிப்பாக வெஜிடேரியன் ஆக இருந்துவிட்டால். நியுகாஸில், ஐக்கிய நாடுகளில் சமீபத்தில் விளையாட்டு மற்றும் உடற்பயிற்சிகள் பற்றிய கருத்தரங்கத்தில் ‘தி கர்டர்ஷியன் குறியீடு’ (The Kardarshian Index) என்ற பெயரில் ஒரு கருத்தரங்கம் நடந்தது. அதில் ஆதாரபூர்வமான விஞ்ஞான உண்மைகள், சமூக ஊடகங்களாலும் அதைத் தொடர்ந்த பரபரப்புகளாலும், அதே போல் ஏராளமான பாராட்டுகள் விருதுகள் மற்றும் தீவிர விமர்சனக் கட்டுரைகள் ஆகியவற்றால் மறைக்கப்பட்டு, முக்கியத்துவம் பெற்று விடுகின்றன, என்பது பற்றி அலசப்பட்டது.

இன்றைய சமூக ஊடகங்கள் மேலோங்கிய காலகட்டத்தில், உணவு மற்றும் ஊட்டச்சத்துக்கள் பற்றி யார் வேண்டுமானாலும் விஞ்ஞான பூர்வமான விளக்கங்களை உரத்த குரலில் பேசலாம், ஆனால் அனைவருக்கும் இந்த துறைக்கான வலுவான பின்னணி இருக்கும் என்று சொல்லிவிட முடியாது. நல்லதொரு படம், நல்லதொரு மேற்கோள் மட்டுமே கூட உண்மையை விட மேலாகத் தெரிய வைத்துவிடும். அதனால் நாம் இதுவரை காதால் கேட்டிராத சில உணவுகள் கூட புரதம் நிறைந்ததாக சொல்லப்பட்டு வருகிறது-கிநோவா, சியா(quinoa, chia). மேலும் உங்கள் குழப்பம், அதிக புரதசத்துக்கு நீங்கள் என்ன சாப்பிடுவது என்பது.

கர்ப்பவதிகளுக்கு அதிக புரதம் அவசியமா? என்பதிலிருந்து ஆரம்பிப்போம். ஆமாம். குறிப்பிட்ட சத்து குறிப்பிட்ட உணவிலிருந்து

மட்டும் தான் கிடைக்கிறதா? இல்லவே இல்லை. நாம் உணவு சாப்பிட வேண்டுமேயன்றி, ஊட்டச்சத்தினையல்ல. உணவும், ஒன்று அல்ல, பலவிதமான ஊட்டச்சத்தினைக் கொடுக்கிறது. உணவை உடலுறவு போலவும் ஊட்டச்சத்தினை உங்கள் குழந்தையைப் போலவும் பாவியுங்கள். உடலுறவு குழந்தைக்கு வழி வகுக்குமா? வகுக்கும். அதுமட்டுமே விஷயமா? இல்லை. உடலுறவு இல்லாமல் வாழ்க்கை அர்த்தமற்றதாகி விடக்கூடும், உடலை ஹார்மோன்களின் சீரற்ற நிலைக்கு கொண்டு தள்ளுவதோடு, மன அழுத்தத்திற்கும் வழிவகுத்து விடும். வேண்டுமானால் மீண்டும் ஒரு முறை படித்துப் பாருங்கள்.

உங்கள் புரிதலின் அடிப்படையில் மட்டுமே இதில் புரதம், கார்போஹைட்ரேட், கொழுப்பு இருக்கிறது என்று சாப்பிடாதீர்கள். ஏனென்றால் உங்கள் புரிதல் விஞ்ஞான உண்மைகளிலிருந்து விலகி இருக்கலாம். ஊட்டச்சத்து விஞ்ஞானம் உணவுத்திட்ட முறைகளின் அடிப்படையில், உணவுக் குழுக்களின் அடிப்படையில் இல்லாமல் நகரத் துவங்கி விட்டது. ஆனால் கர்டர்ஷியன் குறியீடு நீங்கள் இதனைத் தெரிந்து கொள்வதிலிருந்து தடுத்திருக்கலாம்.

'அதிகப் புரதசத்து' என்பது ஆக்கபூர்வமான நைட்ரஜன் சமநிலை ('positive nitrogen balance') என்ற விஞ்ஞான உண்மையின் பரபரப்பான விஷயம். இத்தகைய நைட்ரஜன் சமநிலையைப் பெறுவதற்கு நீங்கள் கலோரிகள் கட்டுப்பாடு கொண்ட உணவு முறையை பின்பற்றக் கூடாது. நேரப்படி தூங்கி, சுறுசுறுப்பான வாழ்க்கையைக் கொண்டிருக்க வேண்டும். இது அவ்வளவு சுலபமாக அடைந்துவிடக் கூடியதல்ல. முழுமையான அணுகுமுறை என்பது மிகவும் கடினமான ஒன்று. சுலபமாக சொல்லி விடலாம்-தினம் ஒரு முட்டை சாப்பிடுங்கள், ஒரு டம்ளர் பால் குடியுங்கள், உங்கள் உணவில் புரதசத்து நிறைந்த உணவையே சேர்த்துக் கொள்ளுங்கள் என்று. ஏனென்றால் முழுமையான உணவு இன்றியும், தூக்கம் மற்றும் உடற்பயிற்சி இன்றியும், இந்த உணவிலிருந்து அமினோ அமிலங்கள் ஆக்கபூர்வமான நைட்ரஜன் சமநிலையை பெறுவதற்கு உதவி செய்யாது. நைட்ரஜன் இல்லாமல் கருவின் வளர்ச்சி வெகுவாக பாதிக்கப்பட்டு விடும். உட்க்ரகித்தலும் உட்கொள்ளுதலும் ஒன்றே என்று நம்பிக்கை கொண்ட மக்களாக ஆகி வருகிறோம்.

> புரதம் சாப்பிடுவது என்பதும் புரதம் *கிடைப்பது* என்பதும் ஒன்றாகி விடாது. புரதம் கிடைப்பது என்பதன் மூலம் கருவின் வளர்ச்சிக்கும் பாதுகாப்பிற்கும் ஆன பணியை செய்யப் போவதில்லை. குறிப்பாக, கர்ப்ப காலத்தில் மட்டுமே, புரோஜெஸ்ட்ரோன் அளவின் அதிகரிப்பின் காரணமாகவும் ஜீரண மண்டலம் தாறுமாறாக நடந்து கொள்ளுவதாலும் உடலின் அமிலத்தன்மை மிகவும் அதிகரித்து விடுகிறது.

புரதத்தில் ஒரு விஷயம் என்னவென்றால், அதன் ஜீரண சக்தியின் விகிதம் தான், அதனை அதிகரிக்கச் செய்வதற்கு உறுதியான விதி

என்னவென்றால், புரதத்தையே சாப்பிடுவதைவிட, புரதசத்து அதிகமாக இருக்கும் முழுமையான உணவை உட்கொள்ளுவது தான். எனவே, பழையபடி அனைத்தையும் சாப்பிடுங்கள்-அதாவது, புத்திசாலித்தனமாக, பாட்டில்களில் ஒட்டியுள்ள மேலோட்டமான விவரங்கள், பட்டியல்கள் ஆகியவற்றை எல்லாம் கடந்து உண்ணுங்கள்.

4. நான் ஏதாவது கூடுதல் வைட்டமின்கள் எடுத்துக் கொள்ள வேண்டுமா?

உணவுத் தொழிற்சாலைகள் நம்மை தலைமுடிக்கும் நகங்களுக்கும் ஒன்று, சிறுநீர் டயாலிசிஸ்க்கு ஒன்று, கர்ப்பத்திற்கு மற்றொன்று என்று நம்மை நம்ப வைக்கவே மிகவும் விரும்புகிறது. வைட்டமின் மாத்திரைகள், மருந்துகள் மற்றும் உணவுப் பொருள்களின் சந்தை அநேகமாக கோலா பான சந்தை போலத்தான். அதே கோலா பானத்தைத் தான் அவர்கள் ஆண்டாண்டு காலங்களாக உங்களுக்கு விற்றுக்கொண்டு இருக்கிறார்கள். ஆனால் வெவ்வேறு பாட்டில்களில், வடிவங்களில். நீங்களும் உங்கள் கையில் இருக்கும் பானம் ஏதோ புதிதாக அறிமுகப்படுத்தப்பட்டிருப்பதாக சந்தோஷப்படுகிறீர்கள். நான் ஏற்றுக் கொள்ள வேண்டிய ஒரு வித்தியாசம் என்னவென்றால், எந்த வடிவத்தில், எந்த அளவில் கிடைக்கும் கோலா பானமும் உணவிலிருந்து கிடைக்கும் சத்தினை எடுத்துவிட்டு, வைட்டமின்களை மட்டுமே சேர்க்கும் என்பதைத்தான்.

இனப்பெருக்க காலத்தில், ஒரு பெண்ணின் ஆரோக்கியத்திற்கு என்னென்ன வைட்டமின்கள் தேவையோ அதுவே தான் இப்போதும் உங்களுக்கு அவசியம்-வைட்டமின் D, கால்ஷியம், இரும்புச்சத்து, வைட்டமின் B, ஃபோலிக் அமிலம் நிறைந்த வைட்டமின் (B9), மற்றும் B12. பொருளாதார ரீதியாக முடியும் என்றால், சிறந்த பேக்கேஜிங் செய்யப்பட்ட வைட்டமின்கள் பாதகம் செய்துவிடாது, மாறாக தொடர்ந்து கூடுதல் ஊட்டச்சத்து உட்கொள்ளுபவர் என்றால், அதனையே தொடருங்கள்.

ஆனால் நினைவிருக்கட்டும் கூடுதல் ஊட்டச்சத்து என்பது வெறும் ஊட்டச்சத்து மட்டுமே. முறையான சாப்பாடு, உடற்பயிற்சி, நேரப்படி தூங்குவது, வாழ்க்கையில் நேர்மறையான அணுகுமுறைகள் ஆகியவற்றிற்கு ஈடாகி விடாது.

5. தினந்தோறும் காலையில் நான் ஏன் சோர்விழந்து விடுகிறேன்?

ஹார்மோன்களின் மாற்றங்களால் உடலில் ஏற்படும் இத்தகைய உணர்வுகள் மிகவும் இயற்கையானவையே. உயர் ப்ரோஜெஸ்ட்ரோன் மற்றும் ஹார்மோன்களின் உயர்வு ஆகியவை உடலின் அமிலத்தன்மையை அளவுக்குள் வைத்திருக்க சிரமப்படுகின்றன, ஆனால் உங்கள் உணவுப் பழக்கங்கள் இத்தகைய உடல் சிரமங்களை கூட்டவோ குறைக்கவோ செய்யலாம். பெரும்பாலும் ஹார்மோன்களைவிட, உங்கள் வாழ்க்கை முறையே மிகக் கடுமையான குமட்டல் உணர்வை ஏற்படுத்திவிடக் கூடும்.

இரவு நல்லபடியான உறக்கம் கொள்வதில் கவனமாக இருங்கள். இரவு படுக்கை நேரத்திற்கு ஒருமணி நேரம் முன்பாக கணினி, தொலைபேசிகள், டிவி போன்ற அனைத்துக் கருவிகளுக்கும் விடை கொடுத்து விடுங்கள். இது ஹார்மோன்களுக்கு மிகவும் உதவியாக இருந்து உடலை சமநிலைப்படுத்தும். அதுபோலவே, தினந்தோறும் மதிய வேளையிலும் சாப்பாட்டிற்குப் பிறகு ஒரு குட்டித் தூக்கம், பதினைந்து இருபது நிமிடங்கள் நல்ல பயனைத் தரும். கடைசியாக, அதுவும் மிகவும் முக்கியமானதாக தயவு செய்து தயார் நிலையில் கிடைக்கும் உணவுகள் அல்லது வெளி உணவுகள் சாப்பிடுவதை கண்டிப்பாகத் தவிர்த்து விடுங்கள்.

6. காலையில் ஏற்படும் வாந்தி, குமட்டல் போன்ற பிரச்சினைகளை தவிர்க்க ஏதாவது வழி இருக்கிறதா?

ஆமாம். இருக்கிறது.

a) காலையில் எழுந்ததும் இரண்டு மணி நேரங்களுக்கு காபி, டீ எதுவும் குடிக்காமல் முதல் ஆகாரமாக பழங்கள்/உலர் பழங்கள் சாப்பிடவும்.

b) மதிய உணவு மற்றும் இரவு உணவின் போது ஒரு ஸ்பூன் கூடுதல் நெய் சேர்த்துக் கொள்ளவும். ரத்த சர்க்கரையின் அளவு மெதுவாக சற்றே உயர்ந்து, நீண்ட நாளைக்கு நிலைத்து நிற்கும்.

c) காலை, மதியம் இரண்டுக்கும் இடைப்பட்ட வேளையில் கோகம் சர்பத் தயாரித்து அதில் கருப்பு உப்பு சிறிது சேர்த்துக் குடிக்கவும்.

d) வெதுவெதுப்பான சுடுநீரில் குளிக்கவும், அதில் புதிதான லெமன் கிராஸ் சேர்க்கவும். இது உடலுக்கும் மனதுக்கும் புத்துணர்ச்சியைக் கொடுக்கும்.

e) குளித்து முடித்த உடனேயே, சுண்டு விரலால் சிறிது தேங்காய் எண்ணெய் அல்லது நெய்யினால் காதுகளின் உட்பகுதியில் மசாஜ் செய்துக் கொள்ளுங்கள்.

7. எனக்கு இப்போது கூடுதல் அளவு ஃபோலிக் அமிலம் தேவைப்படுமா?

உங்களுக்கு ஊட்டச்சத்து மற்றும் ஃபோலிக் அமிலம் நிறைந்திருக்கும் இயற்கையான உணவு தேவை. இவற்றிற்கு ஒரேயடியாக நீங்கள் சப்ளிமெண்ட்களையே நம்பிக் கொண்டிருக்க வேண்டியதில்லை. பீட்ரூட் போன்ற இயற்கையான காய்கறிகளோடு, அந்தந்த பருவ காலங்களில் கிடைக்கும் காய்கறிகள், பழங்கள் ஆகியவற்றுடன், சமைக்கப்பட்ட பருப்பு வகைகளையும் சேர்த்துக் கொள்ளுங்கள். வைட்டமின் B9 (ஃபோலிக் அமிலம்), தன் வேலையை செய்வதற்கு வைட்டமின் B12 தேவைப்படுகிறது. எனவே தயிர், மோர் மற்றும் ஊற வைத்து

முளைக்கட்டப்பட்ட பயறுவகைகள் ஆகியவற்றை மறந்துவிடாதீர்கள். இங்கே நினைவில் கொள்ள வேண்டிய விஷயம் என்னவென்றால், ஊட்டச்சத்துக்கள் தங்கள் பணிகளை மேற்கொள்ளுவதற்கு அவை ஒன்றை ஒன்று சார்ந்து இருக்கின்றன என்பதைத் தான். அதாவது ஒரு தொழிற் சாலையில் உற்பத்திப் பிரிவு, தனது மேலான பலனைத் தருவதற்கு, நிர்வாகம் மற்றும் தர நிர்ணயம் ஆகிய பிரிவுகள் முறையாக செயல்பட வேண்டியிருப்பதைப் போலத்தான்.

சில அசாதாரண உதாரணங்களில் கூடுதல் ஃபோலிக் அமிலம் குழந்தைக்கு நன்மை செய்வதைவிட, பாதகங்களை செய்து விடுகிறது, அதே போல, உங்கள் உணவுப் பழக்கம் மிகவும் தரமற்றதாக இருந்து, நீங்கள் வெறும் ஃபோலிக் அமில மாத்திரைகளை மட்டும் உட்கொண்டு வந்தால் மேற்கூறிய அதே நிலை ஏற்பட்டு விடலாம்.

8) மிகவும் அரிப்பெடுக்கும் மார்பகக்காம்புகள் மற்றும் தொப்புள் பிரச்சினைக்கு என்ன செய்வது?

இது அசாதாரண விஷயம் ஒன்றும் இல்லை. ஆனால் தர்மசங்கடமான சூழ்நிலையை உருவாக்கி விடும். பெண்களாகிய நாம் அரிப்பெடுக்கிறது என்பதற்காக உடனடியாக சொரிந்து விடுவதில்லை. அது ஆண்களின் பழக்கம். அரிப்பு என்பது ஹார்மோன்களின் மாற்றத்தால் ஏற்படுவது தான் என்றாலும் சில சமயங்களில் தோலில் சிவப்புத் திட்டுக்கள், சிராய்ப்புகள் போன்றவற்றை ஏற்படுத்தி விடும். அதுவே மிகவும் உலர் நிலையுடன் காணப்பட்டால், அது உணவுத் தரத்தின் குறைவினால் ஆகும். இதற்கான தீர்வு மிகவும் எளிமையானது:

- உங்கள் உடலை நல்லெண்ணெய் அல்லது தேங்காய் எண்ணெய் கொண்டு மென்மையாகத் தேய்த்து குளியுங்கள். மணமிகுந்த சோப்புகள், எண்ணெய்கள், திரவ சோப்புகள் போன்றவற்றை உடனடியாக நிறுத்தி விடுங்கள். இவற்றிலுள்ள இராசயனங்கள் உங்கள் சருமத்தை மேலும் புண்படுத்தி விடும்.

- இரவு உணவின் போது வைட்டமின் E, வாரத்திற்கு இரண்டு அல்லது நான்கு முறை எடுத்துக் கொள்ளுங்கள். அதே சமயத்தில் உங்களின் வைட்டமின் D அளவு சரியாக இருப்பதையும் ஊர்ஜிதப்படுத்திக் கொள்ளுங்கள். மதிய உணவுடன் 1000IU ஊட்டச்சத்து எடுத்துக் கொள்வதும் உதவும்.

- ஊறவைக்கப்பட்ட பாதாம் அல்லது அதுபோன்ற கொட்டைகளை நாளில் ஒரு தடவை சாப்பாட்டிற்கு இடையே எடுத்துக் கொள்வதை வழக்கமாக்கிக் கொள்ளவும். இதன் மூலம் பைடோ-ஸ்டீரோல்ஸ் மற்றும் அவசியமான கொழுப்பு சத்தும் கிடைக்கும். மேலும் ரகசியமான பொருட்களான எள்/வேர்கடலை/தேங்காய் அல்லது சூரியகாந்தி விதை சட்னி ஆகியவையும் உதவக்கூடியவை.

- குறிப்பாக யோகா பயிற்சிகள் செய்வது ஹார்மோன்களை முறைப்படுத்துவதுடன் உங்கள் சருமம் மற்றும் ஜீரண சக்தியையும் வளமாக்குகிறது.

- எல்லாவற்றையும் விட, நன்றாக முழுமையான சாப்பாடு, நேரத்தில் சாப்பிடவும்.

பசியின்மை/பசியார்வம்

கர்ப்பம் உங்களுக்குள் ஏற்படுத்துகின்ற மிகப்பெரிய விஷயம் அதிக அளவில் ரத்தப் போக்கு மற்றும் பனிக்குட நீர் இரண்டும் தான். உங்களின் நீரின் சமநிலை மாற்றங்களால் உங்கள் பசிக்கும் திறன் மாறுபட்டு நீங்கள் எவ்வளவு சாப்பிட வேண்டும் என்பதையும் நிர்ணயிக்கும். எவ்வளவு சாப்பிடுகிறீர்களோ அதற்கு ஏற்றாற்போல் ரத்தத்தின் அளவு அதிகரிக்கும், பனிக்குட நீர் ஆரோக்கியமாகவும் இருக்கும். பருவ கால மாற்றம், தினத்தின் நேரம், தினப்படி அழுத்தங்கள் ஆகியவையும் உங்கள் பசியின் அளவை நிர்ணயிக்கும். இரண்டு தரம் மூன்று தரம் என்று சாப்பிடவில்லை என்றாலும், உங்கள் பசிக்கும் தன்மையின் மீது உங்களுக்கு அக்கறை இருக்க வேண்டும். சில சமயங்களில் உங்களுக்கு சாப்பிடுவதற்கான பசி இல்லாமல் போகலாம், சில சமயங்களில் அகோரப் பசியாகவும் இருக்கலாம். இரண்டு உச்ச நிலையானாலும் சரி, மத்திம நிலையானாலும் சரி, எல்லாம் கர்ப்ப ஸ்த்ரீகளுக்கு இயற்கையானவையே. நிரந்தரமான ஒரு முறையை பின்பற்றி வந்தாலும், ஆரோக்கியமான ஒரு வாழ்க்கை முறையை வாழ்ந்து வந்தாலும் பசித்தன்மை ஆரோக்கியமான அளவிலேயே இருக்கும், மருத்துவரின் உதவி இல்லாமலே. (சந்திரன், நமது உடலில் நீரின் அம்சமாக இருக்கிறது நீங்கள் சந்திரனை கூர்ந்து கவனித்து வந்தால் அதன் அளவுக்குத் தகுந்தாற் போல் உங்களின் பசி உணர்வில் மாற்றங்களை உணருவீர்கள்.)

முதல் மும்மாத (T1) காலத்திற்கான மூன்று முக்கிய உணவுகள்

இந்தப் புத்தகத்தை எழுதிக் கொண்டிருக்கும் போது, ஒவ்வொரு மும்மாத கர்ப்ப காலத்திற்கும் நிறைய, மிக நிறைய குறிப்புக்களைக் கொடுத்துக் கொண்டிருக்கிறேன் என்று உணர்ந்தேன்: ஹார்மோன்கள், கரு, தேவைப்படும் ஊட்டச்சத்து விவரங்கள் என்று பல. இருப்பினும் இந்திய பாரம்பரிய முறைப்படி என்ன சாப்பிட வேண்டும் என்பது இல்லாதிருந்தது. ஹார்மோன்களும் கரு வளர்ச்சியும் உலகளாவிய அளவில் ஒரே வழியைத்தான் பின்பற்றுகின்றன என்றாலும், உணவைப் பொறுத்தவரை அவரவர் பிரதேசத்திற்கேற்ப இருக்க வேண்டியது அவசியமாகிறது. இத்தகைய தொலைந்து போன அறிவினை பாரம்பரிய

அடுக்களைகளைத் தோண்டி, இன்றைய ஊட்டச்சத்து விஞ்ஞானத்துடன் ஒத்துப்போகும் அளவுக்கும், மிக முக்கியமாக வேலைக்குப் போகும் பெண்களுக்கு ஊட்டச்சத்து நிறைந்ததாகவும் உணர்வுபூர்வமாக ஏற்றுக் கொள்ளக் கூடியதாகவும் தயாரிக்க வேண்டியிருந்தது.

எனவே நான் ஒவ்வொரு மும்மாத கர்ப்ப காலகட்டத்திற்கும் ப்ரத்யேகமாக கட்டாயம் உங்கள் உணவோடு சேர்த்துக் கொள்ள வேண்டிய மிக முக்கியமான மூன்று உணவுகளைப் பட்டியலிட்டுத் தரவிருக்கிறேன். உங்களின் தினப்படி உணவு முறைக்கு ஏற்றவாறு நீங்கள் சுதந்திரமாக அதனை மாற்றி அமைத்துக் கொள்ளுங்கள். ஆனால் இந்த மூன்று உணவுகளும் உங்களுடைய தினப்படி வாழ்க்கையில் மறக்கப்பட்டு விடாமல் இருக்கும்படி பார்த்துக் கொள்ளவும்.

முதல் மும்மாத கர்ப்ப காலகட்டம் மிகவும் சவாலான கர்ப்ப காலம். உடல் இந்த கட்டத்திலிருந்து தானே வளர்ச்சி மாற்றங்களைக் கொண்டிருக்கும் என்பதால், சில உணவுகள் உட்கொள்ளுவதன் மூலம், இந்தக் கட்டத்தை மிகவும் சுலபமாக கடந்து விடலாம்.

உணவு *1:* பெருங்காயம்

மிகவும் சுலபமாகக் கிடைக்கக் கூடியதும் அன்றாடம் நமது சமையலில் பயன்படுத்திக் கொண்டிருப்பதுமான இந்தப் பெருங்காயம், இந்திய மூலிகை அல்லது மசாலாக்களில் முக்கியமானது. பாக்டீரியா மற்றும் வைரஸ்களுக்கு எதிரானது, ஜீரண சக்திக்கு உதவக் கூடியது. குமட்டல், வாந்தி, வயிறு உப்புசம் ஆகியவற்றை குறைத்து, உங்கள் பசித்தன்மையை அதிகரித்து உங்களை அதிகம் உணவை விரும்பி சாப்பிட வைக்கும் ஆற்றல் கொண்டது. இதனை பெரும்பாலும் இந்திய பாரம்பரிய உணவுகளில் தாளிக்கும் போது பயன்படுத்துவோம். நமது மனநிலையை மேன்மையாக வைத்திருக்கவும் உதவுகிறது. இந்த மும்மாத கர்ப்ப காலத்தில் ஏற்படக்கூடிய சோர்வு, சலிப்பு மற்றும் மயக்கத்தை தருவது போன்ற உணர்வு ஆகியவற்றிலிருந்து காப்பாற்றும்.

எப்படி இதனைப் பயன்படுத்துவது?

- கரைத்த மோரில் ஒரு சிட்டிகை பெருங்காயமும் கறுப்பு உப்பும் போட்டுக் குடிக்க அமிலத்தன்மை வெகுவாகக் குறையும்.

- பருப்புகள், குழம்பு, ரசம் மற்றும் காய்கறிகள் என்று அனைத்திலும் சேர்க்கலாம்.

- வயிற்றில் வாயு சேர்ந்தாலோ, அல்லது உப்புசமாக இருப்பதாக உணர்ந்தாலோ சிறிது தேங்காய் எண்ணெயில் சிறு சிட்டிகை பெருங்காயத்தைப் போட்டுக் குழைத்து தடவவும்.

உணவு 2: கேழ்வரகு

இந்த சிவப்பு சிறுதானிய உணவு உற்பத்தியில் இந்தியா மிகப் பெரும் பங்கு வகிக்கிறது. இருப்பினும் நகரத்து மக்களுக்கு இது பற்றிய அதிகப் புரிதல் இல்லை. க்ளுடென் ஃப்ரீ (Glutn Free) பைத்தியம் பிடிக்காத வரையில் அந்த நிலைமை தான் தொடர்ந்தது. கேழ்வரகு ஊட்டச்சத்து மிகுந்த ஒரு எளிமையான உணவுப் பொருள்-அமினோ அமிலத்திலிருந்து கால்ஷியம் வரை, இரும்புச்சத்திலிருந்து நார்ச்சத்து வரை என்று இந்த கர்ப்ப காலத்தில் நமக்கு தேவையானது அனைத்தையும் தர வல்லது. இது நமது பசி தூண்டுதலைக் கட்டுப்படுத்தி அளவுக்கு அதிகமாக சாப்பிடுவதை தடுக்கிறது. மேலும் சமைப்பதற்கும் ஜீரணமாவதற்கும் மிகவும் எளிமையானது. லிபிட் (ட்ரை கிளசரைடுகள்-ரத்த ஓட்டத்தில் சுற்றிவரும் கொழுப்புச்சத்து, இதன் அதிக அளவு சர்க்கரை வியாதியில் கொண்டுவிடும்) அளவையும் பராமரிக்கிறது. நீண்ட கால நோக்கில், இது தாய்பால் சுரக்கவும் உதவுகிறது. எனவே இதனை குறைந்தபட்சம் வாரத்தில் இரண்டு தினங்களாவது சாப்பாட்டில் சேர்த்துக் கொள்ளவும்.

எப்படிப் பயன்படுத்துவது?

- கேழ்வரகைக் கொண்டு தோசை சப்பாத்தி என்று எது வேண்டுமானாலும் செய்யலாம். கேழ்வரகு தோசை செய்வதற்கு மிகவும் எளிது, சுவையானதும் கூட. முழுமையான உணவான ரொட்டி, காய்கறிகள், பருப்பு என்று சாப்பிட முடியாத போது, கேழ்வரகு தோசையும் சட்னியும் ஒரு நல்ல உணவாக அமையும். கர்நாடகாவில் கேழ்வரகு களி உருண்டையுடன் வேர்கடலை சட்னி சிறந்த உணவாகக் கருதப்படுகிறது.

- முளைகட்டிய ராகி/கேழ்வரகு மேலும் சிறந்தது மற்றும் சேமித்து வைக்கக் கூடியது/ஒரு வாரத்திற்கு குளிர்சாதன பெட்டியில் வைத்துக் கொள்ளலாம். வெகு சீக்கிரமாக காலை உணவாகப் பயன்படுத்திக் கொள்ளலாம். மால்ட்/சத்துருண்டை/அல்லது கஞ்சி அல்லது கூழ்-இதனை சமைப்பதற்கு உங்கள் கணவருக்கு கற்றுக் கொடுக்கலாம்.

- ராகி லட்டு-எள்ளு, பாதாம், வேர்கடலை மற்றும் தேங்காய் துருவல் சேர்த்து தயாரிக்கப்பட்டது. இவை, அதிசய விதை, கால்ஷியம் நிறைந்தது, சுவையானது, சுலபமாக தயாரிக்கக் கூடியது, பால் பொருள் அல்லாத கால்ஷியம் என்று மார்தட்டிக் கொள்ளலாம்.

உணவு 3: பீட்ரூட்

இதில், ஆக்சிஜன் ஏற்றத் தடுப்பான், நச்சுத்தன்மை அகற்றுதல், அழற்சி நீக்கி ஆகிய குணங்களுக்கு பெயர் போன பைடோ நியுட்ரியன்ட் பேடாலின் (Phytonutrient Betalains) நிறைந்துள்ளது. பீட்ரூட்டில் இரும்புச்சத்து இல்லை என்றாலும் (அதன் இலையில் உள்ளது) ஃபோலிக்

அமிலம் நிறைந்துள்ளது. மேலும் மாங்கனீஸ், மக்னீஷியம், தாமிரம் மற்றும் B6, C வைட்டமின்கள் உள்ளன. இத்தகைய ஊட்டச்சத்துகள் நரம்புகளுக்கு பலமாக இருப்பதுடன் ஆடுசதை வலியையும், கால் நரம்புகள் புடைத்துக் கொள்வதையும் தடுக்கின்றன. பீட்ரூட்டின் இலை கிடைத்தால் அதையும் விட்டுவிடாமல், இதர கீரைவகைகள் போல் சமைத்து சாப்பிடவும். இதில் இரும்பு மற்றும் இதர தாதுப்பொருட்கள் நிறைந்துள்ளன.

எப்படிப் பயன்படுத்துவது?

- பீட்ரூட்டை அப்படியே வேக வைத்து உணவின் ஒரு பகுதியாகவோ அல்லது அதையே மதிய உணவாகவும் சாப்பிடலாம். சுவையாக இருக்கும்.
- கறி, கூட்டு செய்து சாப்பிடலாம்.
- அரிசியுடன் சில துண்டுகள் பீட்ரூட் சேர்த்து சமைத்து உண்ணலாம்-மிகவும் எளிய முறை-தயாரிப்பதற்கும், உண்பதற்கும்.

முதல் மும்மாதத்திற்கான சாப்பாட்டுத் திட்டம்

நேரம்	சாப்பாடுகள்	குறிப்பு
உணவுத்திட்டம் 1 - காலையில் எழுந்தவுடன்	புதிய அல்லது உலர் பழங்கள் *1 டீஸ்பூன் குல்கந்து	உலர் பழங்கள் மக்னீஷியம் சத்து நிறைந்தது, வாழைப்பழத்தை போல. *குமட்டல் அதிகமிருந்தால் 20-30 நிமிடங்கள் கழித்து சாப்பிடவும்.
உணவுத்திட்டம் 2 - காலை உணவு / 90 நிமிடங்களுக்குள்	கேழ்வரகு களி (அ) கோதுமை உப்புமா *கடக் பாவ்-வெண்ணெய் (அ) *அவல் (அ) கம்பு, பால்	முழுமையான உணவு, சிறந்த காலை உணவு *குமட்டல், அமிலத்தன்மை-மாற்று
உணவுத்திட்டம் 3 - நடு காலை	கோகம் ஷர்பத்/இளநீர்/ மலாய்	அமிலத்தன்மை, உப்புசம் நச்சுத்தன்மைக்கு சிறந்தது.

கர்ப்ப காலக் குறிப்புகள்

நேரம்	சாப்பாடுகள்	குறிப்பு
உணவுத்திட்டம் 4 - மதிய உணவு (11a.m.-1p.m.) + வைட்டமின் D 1000IU	கேழ்வரகு ரொட்டி / கம்பு ரொட்டி/ காய்கறிகள் *பெருங்காயம் கலந்த மோர் (அ) **சாதம்-தயிர்-காய்கறி	ரொட்டியுடன் 1 ஸ்பூன் நெய். (அலுவலகத்தில் கூட வைத்துக் கொள்ளவும்) மதிய நேரம் களைப்பு சாப்பாட்டுக்குப் பிறகு ஏற்படும் நப்பாசை தவிர்க்கும். *பெருங்காயத்தில் சில மூலிகைகள், உப்பு, கலந்தது. ஜீரணத்திற்கு நல்லது. **அமிலத்தன்மைக்கு சிறந்தது.
உணவுத்திட்டம் 5 - 3 pm	கைப்பிடி நிறைய வேர்கடலை பொட்டுக்கடலை, லட்டு வீட்டில் தயாரித்தது	காபி/டீ குடிக்கலாம். அலுவலகத்தில் இஞ்சி டீ குடிக்கிறீர்கள் என்றால் பழைய டீ தூளை பயன்படுத்தாமல் பார்த்துக் கொள்ளவும்
உணவுத்திட்டம் 6 - 5-6 pm, வைட்டமின் B+ ஃபோலிக் அமிலம்	முட்டைதோசை (அ) தோசை-சட்னி வாழைப்பழம் (அ) அவல் (அ) பழம் பால் கலவை	மிகவும் முக்கியமான உணவு கார்டிசோல் அளவை கட்டுப்படுத்தி புரத இழப்பை தடுக்கிறது. வாரம் ஒருமுறை வீட்டில் தயாரிக்கப்பட்ட எண்ணெய் சிற்றுண்டியும் சாப்பிடலாம்.
உணவுத்திட்டம் 7 - இரவு 7-8.30 p.m + வைட்டமின் C 500mg	கிச்சடி, வேகவைத்த பீட்ரூட்/ராகி தோசை+பன்னீர்/பருப்பு வீட்டில் தயாரித்த ஊறுகாய் *நெய்யுடன் சாதம்	உணவுத்திட்டம் 6,7, இரண்டுக்கும் ஒருவாரம் முன்பே திட்டமிடுங்கள். வாரம் இருமுறை கணவர்கள் இரவு உணவு தயார் செய்யட்டும். குறிப்பாக மனைவி விரும்பும் நாட்களில். *ஜீரணத்திற்கு உகந்தது.
உணவுத்திட்டம் 8 - தேவைப்பட்டால் படுக்கும் முன் 1000mg கால்ஷியம் சிட்ரேட்	மஞ்சள் பொடி கலந்த பால்	மஞ்சள் பொடி நெஞ்சரிச்சல், அடுத்தநாள் காலை பிரச்சினையை தவிர்க்கும்.

முதல் மும்மாத காலத்திற்கான முக்கிய குறிப்புகள்

- எப்பொழுதெல்லாம் முடியுமோ அப்பொழுதெல்லாம் உள்ளூர் உணவுகளை எடுத்துக் கொள்ளவும்.

- உள்ளூரில் கிடைக்கக்கூடிய பழங்கள், உதாரணமாக செவ்வாழைப்பழம். இல்லையென்றால் சின்ன மஞ்சள் வாழைப்பழம். இங்கே விளையக்கூடிய பழங்களான நாவல் பழம், கொய்யாப்பழம், சீதா பழம், மாம்பழம், பலாப்பழம், அந்தந்த பருவகாலத்திற்கேற்ப.

- மிகவும் ஆடம்பரமான காய்கறிகளையும் பழங்களையும் தவிர்க்கலாம். உதாரணமாக அவகேடோ, கிவி, ப்ளு பெர்ரி போன்றவைகள்.

- பச்சையாக காய்கறிகள் சாப்பிடுவதை தவிர்த்து விடுங்கள். தக்காளி, வெங்காயம், வெள்ளரிக்காய் ஆகியவைகளைக் கூட உணவோடு சிறிதளவே பச்சையாக எடுத்துக் கொள்ளலாம். இவைகளை மதிய உணவோடு சாப்பிடலாம். இரவில் பச்சடியாகவோ, கோசுமல்லியாகவோ சாப்பிடலாம்.

- வாழைக்காய், சேனைக்கிழங்கு, சேப்பங்கிழங்கு, சர்க்கரைவள்ளிக்கிழங்கு ஆகியவற்றை சமைத்து சாப்பிடுங்கள், வாரத்தில் இரண்டு முறையாவது. இது ஹார்மோன்களுக்கு உதவும். அமிலத்தன்மையைக் குறைக்கும்.

- சாட் வகைகள், வறுத்த பண்டங்கள் சாப்பிட வேண்டும் என்றால் உணவுத்திட்டம் 6 சிறந்த நேரம். வீட்டுத் தயாரிப்புகளாக இருப்பது சிறந்தது.

- வீட்டில் தயாரித்த லட்டுகள்-ரவை, கோதுமை, அவல், தேங்காய், ராகி, கடலைமாவு என்று எதுவும்.

- கடக் பாவ்-உள்ளூர் பேக்கரியில் செய்தது. இன்ன பிற ரொட்டிகளைவிட வைட்டமின் B நிறைந்தது.

- உபரி உணவுப்பொருட்கள், ஊட்டச்சத்துப் பொருட்கள் மதியத்திற்குப் பிறகு எடுத்துச் செல்லப்படுகிறது. ஏனென்றால், காலையில் ஏற்படும் வாந்தி, குமட்டல் ஆகியவை மதியத்திற்குள் தெளிந்துவிடும் என்பதால்.

- போதிய அளவு தண்ணீர் குடிப்பதை வழக்கமாக்கிக் கொள்ளுங்கள். உங்கள் சிறுநீர் நிறமற்று தெளிவாக இருக்கும்படி பார்த்துக் கொள்ளுங்கள்.

- ஊறுகாய்கள் வீட்டில் தயார் செய்யப்பட வேண்டும் அல்லது தெரிந்தவர்கள் வீட்டில் சுத்தமாக தயாரித்ததாக இருக்க வேண்டும். அதுவும் சுத்திகரிக்கப்படாத இயற்கை உப்பினால் தயாரிக்க வேண்டும்.

- *நெய்-வீட்டில் தயாரிக்கலாம். அல்லது அருகிலுள்ள சிறிய கோசாலைகளிலிருந்து பெறலாம். (இங்கே நாட்டுப் பசுக்கள் இருக்கும்) கடைகளில் கிடைக்கக்கூடிய, தயாரிக்கப்பட்ட விதம் தெரியாத, டின்களில் அடைக்கப்பட்ட நெய்கள் தவிர்ப்பது நல்லது. இதன் மூலம் தேவைப்படும் முக்கிய கொழுப்பு கிடைக்க வாய்ப்பு இருக்கிறது.*

முதல் மும்மாத கர்ப்ப காலத்திற்கான பாரம்பரிய உணவு முறைகள்

இங்கே கொடுக்கப்பட்டிருக்கும் உணவு தயாரிப்பு முறைகள் இந்தியாவின் பல பாகங்களிலிருந்து பலரும் கற்றுத் தந்தவை (உலகாளாவிய இந்தியர்களும்) கர்ப்ப காலத்திற்கு முன்பிருந்தே சரியான உணவை தயாரித்து சாப்பிடுவதை வழக்கமாக்கிக் கொள்ளுங்கள். இவை சுலபமானது, எளிமையானது, ஆரோக்கியமானது. முக்கியமாக காலத்தால் அழியாதது. இவை தவிர அந்தந்த பிரதேசங்களில் நூற்றுக்கணக்கான உணவு வகைகள் பல சமூகத்தினரால் தயாரிக்கப்படுகின்றன. சுவைத்துப் பாருங்கள்.

சமையல் குறிப்பு 1: நெய் சாதம் - நெய் சோறு (கேரளா)

வழங்கியவர்: ராக்கி வினய், கேரளா/கனடா

ருஜுதா சொல்கிறார்: மிகவும் தன்மையான உணவு. உட்பொருள்கள் இயற்கையான அன்டாசிட்களாக (antacid) செயல்படும்.

செய்முறை:

- கடாயில் வீட்டில் தயாரித்த நெய் விடவும்.
- நெய் உருகியதும் சிறிய வெங்காயம் இரண்டாக நறுக்கியது போட்டு பொன் நிறம் வரும் வரையும் நல்ல வாசம் வரும் வரையும் வதக்கவும். இதற்கு 10 நிமிடங்கள் ஆகலாம்.
- இத்துடன் பொலபொலவென்று வடித்த சாதத்தைப் போட்டு கலக்கவும்.
- தேவைக்கான உப்பும் கருவேப்பிலையும் சேர்க்கவும்.
- அடுப்பை அணைத்துவிட்டு, சுடச்சுட பரிமாறவும்.

சமையல் குறிப்பு 2: முருங்கைக் கீரை பொரியல்

வழங்கியவர்: ரிச்சா ருங்க்தா, சென்னை

ருஜுதா சொல்கிறார்: தாதுப்பொருள் நிறைந்த ஒரு பொரியல். முருங்கை கால்ஷியம் இழப்பை தடுக்கிறது, Hb அளவை உயர்த்துகிறது.

செய்முறை:

- ஒரு கிண்ணம் நன்கு சுத்தம் செய்யப்பட்ட முருங்கை, ஒரு கிண்ணம் நறுக்கிய வெங்காயமும் எடுத்துக் கொள்ளவும்.
- கடாயில் வீட்டு நெய் ஒரு ஸ்பூன் சேர்க்கவும்.
- சிறிது சீரகம், மிளகாய் வற்றல் சேர்க்கவும்.
- நறுக்கிய வெங்காயம் சேர்த்து வதக்கவும்.
- முருங்கைக் கீரையை சேர்த்து மேலும் 5 நிமிடங்கள் வதக்கவும்.
- தேவையான அளவு உப்பு சேர்க்கவும்.
- அடுப்பை அணைத்துவிட்டு, சாதத்துடன் அல்லது சப்பாத்தியுடன் சாப்பிடவும்.

கர்ப்ப காலத்தில் உடலில் இருக்கும் வலிகளை இது அகற்றிவிடும். குழந்தைக்கும் நல்ல தலை முடி வளருவதற்கு உதவும். மேலும் நாள் முழுவதும் உங்களை நீர்ச்சத்துடன் வைத்திருக்கும்.

சமையல் குறிப்பு 3: பஞ்சாமிர்தம்

வழங்கியவர்: முக்தாய் கண்டேகர் பாதராயணி, நியூயார்க்

ருஜுதா சொல்கிறார்: **இது உங்களின் உள்ளூரைச் சேர்ந்த மிக ரகசிய செய்முறை. உங்கள் ஹார்மோன்களை சமநிலையில் வைத்திருக்க உதவும்.**

செய்முறை:

- ஒரு வெள்ளிக் கிண்ணத்தை நன்கு சுத்தப்படுத்தவும்.
- ஒரு ஸ்பூன் தேன், ஒரு ஸ்பூன் தயிர், 2 ஸ்பூன் பசு நெய், 7-8 ஸ்பூன்கள் பால் (காய்ச்சி குளிர வைக்கப்பட்டது), சிறிது குங்குமப்பூ.
- எல்லாவற்றையும் வெள்ளிக் கிண்ணத்தில் கலந்து ஒரு இரவு வைக்கவும்.
- காலையில் முதல் உணவாக இதனை சாப்பிடவும். நல்ல ஜீரணசக்தியைக் கொடுக்கும்.

குறிப்பு:

1. சூடான பால் வேண்டாம். தயிர் ஒரு சேர்க்கைப் பொருளாக இருப்பதால், இரவு முழுவதும் வைத்திருக்க அனைத்தும் தயிராக மாறிவிடும்.
2. இதனை உங்களது வறண்ட சருமத்திற்கு நல்ல க்ரீம் ஆகவும் பயன்படுத்தலாம். (குறிப்பாக, கர்ப்ப காலத்தில் உலர்ந்துவிடக் கூடிய மார்பக காம்புகளில் பயன்படுத்தலாம்.)

சமையல் குறிப்பு 4: பீட்ரூட் பச்சடி

வழங்கியவர்: அங்கிதா திவேகர் கப்ரா, சூரத்

***ருஜுதா சொல்கிறார்:* மிகவும் சுலபமாக சமைக்கக்கூடிய ஊட்டச்சத்து நிறைந்த உணவு முறை, காய்கறிகளுக்கு பதிலானது, கணவர்களால் அமர்க்களமில்லாமல் சமைக்கக் கூடியது.**

செய்முறை:

1 இரண்டு கிண்ணம் வேக வைத்து உரித்து மசிக்கப்பட்ட பீட்ரூட் எடுத்துக் கொள்ளுங்கள்.

2 அத்துடன் புதிய தயிர் ஒரு கிண்ணம் சேர்த்து நன்கு கலக்கவும்.

3 உப்பு, சிறிது சர்க்கரை, பொடியாக நறுக்கிய பச்சைகொத்துமல்லி, 2 பச்சைமிளகாய், சேர்க்கவும்.

4 ஒரு சிறிய தாளிக்கும் கரண்டியில் ஒரு ஸ்பூன் எண்ணெய் சேர்த்து, சூடானவுடன் கடுகு, சீரகம், பெருங்காயம் சேர்த்து தாளிக்கவும்.

5 தயிருடன் கலந்த பீட்ரூட் பச்சடியில் தாளிப்பைக் கலந்து பரிமாறவும்.

சமையல் குறிப்பு 5: சேனை

வழங்கியவர்: ருஜுதா திவேகர்

கணவர்களும் சமையல் செய்வதில் ஆர்வமாக ஈடுபடலாம் என்பதற்காக இது சேர்க்கப்பட்டுள்ளது. முழு சாப்பாடு சாப்பிட்ட உணர்வு மனைவிக்கு கிடைக்காது, ஒன்றுமில்லாததற்கு இதனை செய்து வெறும் சாதத்துடனோ, தயிர் சாதத்துடனோ சாப்பிடலாம்.

செய்முறை:

சேனை கிழங்கு வறுவல் (மராத்தியில் சூரன் என்றால் சேனைகிழங்கு) மிகச் சிறந்த ஆரம்ப உணவு. பொதுவாக இதனை சுடச் சுட சாதம் மற்றும் பருப்புடன் பரிமாறுவது வழக்கம்.

1 சேனைக்கிழங்கின் தோலை சீவிக் கொள்ளவும்.

2 பெரிய பெரிய துண்டுகளாக நறுக்கிக்கொள்ளவும்.

3 சேனைக்கிழங்கு துண்டுகளை வேக வைத்து ஆற வைக்கவும்.

4 வெந்த துண்டுகளை விரலளவு (1/4'') நீளத் துண்டுகளாக நறுக்கவும்.

5 இரும்பு கடாயில் சிறிது எண்ணெய் விட்டு துண்டுகளை மொரமொரவென்று வறுத்து எடுக்கவும்.

6 உப்பு காரம் தூவி சூடாக பரிமாறவும்.

இதனை மகாராஷ்டிரத்தில் சூரனாகே காப் என்கிறார்கள். இந்த 'காப்' எனப்படும் சமையல் முறையை வாழைக்காய், உருளைக்கிழங்கு ஆகியவை கொண்டும் தயாரிக்கலாம். ஆனால் இவைகளை பிரஷர் குக்கரில் வேகவிட வேண்டிய அவசியம் இல்லை. துண்டுகளை உப்பு, காரம், மஞ்சள் பொடி கலந்து ஒரு அரைமணி நேரம் ஊறவைத்து விட்டு சமைக்கலாம். மேலும் இந்த மசாலாக்கள் கலந்த துண்டுகளை சேமியா அல்லது ரவை மீது ஒற்றி எடுத்து இரும்பு தோசைக்கல்லில் குறைவான எண்ணெய் ஊற்றி வறுத்து எடுக்கலாம்.

உபரி இரும்பு சத்துக்கான சிறப்பு குறிப்பு

பொதுவாக நடைமுறையில் இருக்கும் ஒரு வழக்கம் என்னவென்றால் அனைத்து கர்ப்பிணிப் பெண்களையும் இரும்புச்சத்து மாத்திரை சாப்பிட வைப்பது தான். ஆனால் இது உண்மையிலேயே அவசியமா? என்பது கேள்விக்குறியாக இருக்கிறது. விஞ்ஞானம் தகவலின் படிப் பார்த்தால் இதற்கான பதில் அவசியம் இல்லை என்பது தான். கர்ப்ப காலத்தில் தான் ஒரு பெண், சட்டென்று பாதிக்கப்படுபவளாக இருப்பாள். அந்த காலகட்டத்தில் தான் அரைவேக்காட்டுத்தனமான விஷயங்கள் பலவற்றிற்கு அவள் உள்ளாக்கப்படுகிறாள். நீங்கள் அதுவரை சாப்பிட்டுக் கொண்டிருந்த அனைத்து வைட்டமின் மாத்திரைகளையும் நிறுத்த சொல்லிவிட்டு, இரும்புச்சத்து, ஃபோலிக் அமிலம் மற்றும் கால்ஷியம் சாப்பிடச் சொல்லி மருத்துவர்கள் உங்களுக்கு ஆலோசனை வழங்குவதில் ஆச்சரியம் ஒன்றுமில்லை. நாமும் அதை எந்தவித கேள்விகளும் எழுப்பாமல் பின்பற்றுவதிலும் ஆச்சரியம் ஏதுமில்லை. எனவே தான் இரும்புச்சத்து தேவை பற்றிய முக்கியமான சில தகவல்களை இங்கே தருகிறேன்.

கர்ப்பிணிப் பெண்களுக்குத் தங்கள் உடல் சார்ந்த அழுத்தங்களைப் போக்குவதற்கு தினந்தோறும் 20-30 மில்லிகிராம் இரும்புச்சத்து தேவைப்படுகிறது. ரத்த சோகை அல்லது குறைவான Hb அளவு இருக்குமேயானால் ஆக்ஸிஜன் மற்றும் ஊட்டச்சத்துக்களை உடல்

முழுவதிலும் கொண்டு செல்வதில் பிரச்சினை ஏற்பட்டு, அதன் காரணமாக பலவீனமும் களைப்பும் ஏற்படும். மேலும்நோய் எதிர்ப்புசக்தி குறைந்து போவதோடு, எடை குறைந்த குழந்தை பிறக்கவும் வாய்ப்பிருக்கிறது. ரத்தசோகை, Hb அளவு 9க்கும் கீழாக இருப்பது ஆகியவை நீண்டகாலம் தொடர்ந்தால் மட்டுமே இத்தகைய பிரச்சினைகள் ஏற்படும்.

நோக்கம் என்னவென்றால் கர்ப்பத்திற்கு முன்பும், பிரசவத்திற்குப் பின்பும் முதல் மும்மாத கர்ப்ப காலத்திலும் இந்த அளவு 11 ஆக இருக்க வேண்டும் என்பதே. நீங்கள் இரண்டாவது மூன்று மாத காலத்திற்குள் நுழைந்துவிட்டால் ஒவ்வொரு டெசி லிட்டருக்கும் 10.5 கிராம் என்பது போதிய அளவாக கருதப்படுகிறது. ஏனென்றால், ரத்தத்தின் அளவு அதிகரிப்பதால் Hb யின் அளவு அதற்கு ஏற்றாற்போல் கணக்கிடப்படுகிறது.

ரத்தத்தின் அளவு அதிகமாகும் போது அடர்த்தி குறைகிறது. நீங்கள் இந்த அளவில் இருக்கும் போது மாத்திரை உட்கொண்டால் அதனால் எந்த பிரயோஜனமுமில்லை. இரும்புச்சத்து பற்றிய மிகவும் சிறப்பாக ஆவணம் செய்யப்பட்டதன் படி பார்த்தால் அளவுகள் குறைவாக இருக்கும் போது நிறைவாக வேலை செய்யும் என்பது தான். (7-9, மற்றும் அதைவிட குறைந்த அளவில் இருந்தால் உடலில் ஏற்றப்பட வேண்டும்) இரும்புச் சத்து மாத்திரைகள் சாப்பிடுவது, சில பக்கவிளைவுகளை ஏற்படுத்தும். உதாரணமாக மலச்சிக்கல், வயிற்றுப்போக்கு, வாந்தி, மயக்கம் போன்றவைகள். இந்நிலையில் எதற்காக ஏற்கனவே இயற்கையாக கர்ப்பிணிப் பெண்களுக்கு ஏற்படும் காலை பிரச்சினையை மேலும் கூட்ட வேண்டும்? இந்த புத்தகம் சில உண்மைகளின் அடிப்படையில் இந்த அறிவுரைகளை நீங்கள் தெரிந்து கொள்வதற்காகக் கொடுக்கிறது.

இரும்புச்சத்தின் க்ரகித்தல், சில துணை காரணிகளாலும், உங்கள் வாழ்க்கை முறைகளாலும் சாத்தியமாகிறது. நீங்கள் செய்யவேண்டியவைகள் சில:

- இரும்புச்சத்தினை உடல் க்ரகித்துக் கொள்வதற்கு வைட்டமின் C உதவுகிறது. அதனால் கொய்யாபழம், முந்திரிபழம், நெல்லிக்காய் முரபா, எலுமிச்சை ஜூஸ் போன்றவைகளை உட்கொள்ளலாம்.

- வைட்டமின் B12 ம் இதன் இணை பொருள். ஆகையால் தயிர், மோர், வீட்டில் தயார் செய்த தோக்ளா, கடி, (வட இந்திய மோர் குழம்பு) ஆகியவையும் சிறந்தது. ஊறுகாய்களையும் மறந்துவிடாதீர்கள், அவை நல்ல பாக்டீரியாக்கள் உருவாவதற்கும், உணவிலிருந்து சத்துப்பொருட்கள் உறிஞ்சப்படுவதற்கும் உதவுகின்றது.

- வைட்டமின்-Aயின் முன்னோடிகளான கேரோடீன்களும் (carotene) இரும்புச்சத்து கிரகிக்கப்படுவதற்கு அவசியமாகிறது.

எனவே பாரம்பரிய காய்கறிகள் மற்றும் பழங்கள் ஆன சர்க்கரைவள்ளிக்கிழங்கு, பரங்கிக்காய், சீதாபழம், ராம்பழம் ஆகியவற்றை சாப்பிடலாம்.

- முக்கிய கொழுப்பு மற்றும் தாதுப் பொருள்கள் அடங்கிய தாளிக்கும் விதைகள்-உதாரணமாக கடுகு, சீரகம், வெந்தயம், எள், பரங்கி விதை, வெள்ளரி விதை போன்றவைகள் உதவும்.

- நல்ல இரும்பு கடாயில் சமையல் செய்து சாப்பிடுவது, உடலுக்கும் உட்க்ரகித்தலுக்கும் மிகவும் நல்லது.

- நட்ஸ் எனப்படும் கொட்டை வகைகள், உலர் பழங்கள் இரும்புச்சத்து மட்டுமல்லாது, அதனை உட்க்ரகிக்கத் தேவையான இணை பொருள்களை உள்ளடக்கியுள்ளன. தினம் ஒரு கைப்பிடி என்று சாப்பிடுங்கள். மதிய உணவிற்குப் பின் சிறு தீனி போல் சாப்பிடவும். வேர்கடலை, வெல்லம் மற்றும் தேங்காய் ஆகியவையும் மிகச் சிறந்தவை.

- மேற்கூறிய அனைத்தையும் விட, உடற்பயிற்சியும், நல்ல தூக்கமும் மிகவும் அவசியம். குடல் பகுதிக்கு சளி சுவரை ஏற்படுத்தக்கூடியது, நல்ல பாக்டீரியாக்களை வலுவுடன் இருக்க உதவுகிறது. மேலும் உடலின் ஒவ்வொரு திசுவிலும் சத்துப்பொருட்களை ஈர்த்துக்கொள்ள உதவுகிறது.

- வெள்ளிக் கிண்ணம் அல்லது தட்டில் சாப்பிடுவதை மறந்துவிடாதீர்கள். வங்கி லாக்கரிலிருந்து அதனை வெளியே எடுத்துப் பயன்படுத்துங்கள். இரும்புச்சத்து உட்க்ரகிக்கப்படுவதற்கு உதவுவதோடு, நோய் தொற்று மற்றும் ஒவ்வாமை ஆகிய பிரச்சினை களிலிருந்தும் பாதுகாக்கிறது, இதில் உணவு உட்கொள்ளுவதால்.

இரும்புச்சத்தினை உட்க்ரகித்தலுக்குத் தடையாக கீழ்காணும் பிரச்சினைகள் இருந்தால் இரும்புச்சத்து மாத்திரைகள் சாப்பிட்டும் எத்தகைய பயனுமில்லை.

- அனைத்து ஊட்டச்சத்துக்களும் மிகக் குறைந்த உணவு.

- சைவர்கள் கர்ப்பகாலத்தில் புரதச்சத்து தேவைக்காக முட்டை சாப்பிடுவதை வழக்கமாக்கிக் கொண்டிருக்கிறார்கள். ஆனால் அதிலுள்ள போச்விடின் (phosvitin) என்கிற கூட்டுப்பொருள் இரும்புச்சத்து உட்க்ரகிக்கப்படுவதை தடுக்கிறது. இதற்கு முட்டை காரணி என்று பெயர். அடிப்படையில் சொல்ல வேண்டுமென்றால் சைவம் சாப்பிடுபவர்கள் அசைவத்திற்கும், அசைவம் சாப்பிடுபவர்கள் சைவத்திற்கும் மாறவேண்டிய அவசியமே

இல்லை. ஒரு ஊட்டச்சத்து கிடைக்கிறது என்பதற்காக வேறு ஒன்றை அல்லது பலவற்றை நீங்கள் இழக்க வேண்டியிருக்கும்.

- புகைபிடித்தலும், புகை பிடிக்கும் நபருடன் அருகில் இருப்பதும் மிகப் பெரிய பிரச்சினையை உண்டாக்கும். எனவே முற்றிலும் தவிர்த்து விடுங்கள்.

- கர்ப்பிணிப் பெண்கள், தங்களது காலையில் ஏற்படும் உபாதைகளை தவிர்ப்பதற்கு போடான் தடுப்பான்கள் (photon inhibitors) மற்றும் அமில நீக்கிகள் (antacid) எடுக்கும் வழக்கமிருந்தால் அவைகள் இரும்புச்சத்து உட்க்ரகித்தலை தடுத்துவிடும் என்பதை நினைவில் கொள்ளுங்கள்.

- உடற்பயிற்சியின்மை, உடல் உழைப்பு இல்லாத வாழ்க்கை முறை, மற்றும் தூக்கமின்மை ஆகியவை இரும்புச்சத்து உட்க்ரகித்தலை தடுத்துவிடும்.

- பாக்கெட் உணவுகள், பதப்படுத்தப்பட்ட உணவுகள், நார்ச்சத்து மிகுந்த செரில்கள், பிஸ்கெட்கள், பிரெட் ஆகியவை தவிர்க்கப்பட வேண்டியவை.

- காபி, சாக்லெட்கள், ஆரோக்கியமானது என்று நீங்கள் கருதும் பாலிபினாலுடன் கூடிய கிரீன் டீ, ஆகியவையும் இரும்புச்சத்து உட்க்ரகிக்கப்படுவதன் எதிரியே.

- கீரையிலிருந்து கிடைக்கும் இரும்புச்சத்து மற்றும் நீங்கள் அதிகச்சத்து நிறைந்தது என்று நினைத்து நீங்கள் குடிக்கும் மூலச்சாறுகள் (raw juices) நன்கு அரைக்கப்பட்டு விடுவதால், இவற்றிலிருந்து இரும்புச்சத்தை உடல் க்ரகித்துக் கொள்வதற்கு சிரமப்படுகிறது. பச்சை மற்றும் சிவந்த சாறுகள்! காய்கறிகள் சமைக்கப்படுவது அவற்றிலுள்ள வைட்டமின்கள் கிடைக்க உதவுகிறது.

முக்கியமான விஷயம் என்னவென்றால் பாரம்பரியமான சாப்பாட்டு முறையைப் பின்பற்றுங்கள் என்பது தான். வாழ்க்கை முறையை நெறிப்படுத்திக் கொள்ளுங்கள். ஒரேயடியாக ஊட்டச்சத்து, வைட்டமின்களின் பிடியில் சிக்கிக் கொள்ளாதீர்கள். நமது பிரியத்திற்குரிய பாட்டிகளின் பாரம்பரிய சாப்பாட்டு முறைகளை தவிர்த்துவிட்டு, அட்டவணை போட்டு அதி நவீன டயட் சார்ட் (மேற்கத்திய சாப்பாட்டு முறை, விஞ்ஞான இலக்கியம் எனப்படுகிறது.) பின்பற்றுபவராக இருந்தால் பிறகு, ‘எடை கூடிய தாய், எடை குறைந்த சேய்’ என்ற நிலைமைக்கு (Big Mother, Small Baby Syndrome) ஆளாகி விடுவீர்கள். இந்த நிலையில் குழந்தை 3 கிலோ அல்லது குறைவாகவும் தாயார் கர்ப்ப காலத்தில் 25 கிலோ எடை அதிகம் பெற்றவராகவும் இருப்பார்.

ருஜுதா திவேகர்

இரண்டாவது மும்மாதம் (T2)

'நவீன் என் அடிவயிற்றில் கைவைத்தது எனக்குப் பிடிக்கவில்லை.' 'ஓ! நான் ஒன்றுமே உணரவில்லையே,' என்றான் அந்த முட்டாள். 'உன்னை குழந்தைக்கு பிடிக்கவில்லை,' என்றேன் நான். 'அப்படியானால் பையனாக இருக்கும்,' என்றான். நான் நவீனையும் அவனைப் போன்ற நடுத்தரவயது ஆண்களையும் வெறுத்தேன். நடுத்தர வயது ஆண்கள் என்ன நினைக்கிறார்கள் என்றால், அவர்கள் தங்களை ஏதோ வாலிப வயதுக்காரர்கள் என்று நினைத்து, கர்ப்பிணிப் பெண்களின் வயிற்றை எதையோ பிடுங்குவது போல் தொட்டுப் பார்க்கிறார்கள். நான் நவீனை எவ்வளவு வெறுத்தேனோ அந்த அளவுக்கு அவன் மனைவியை விரும்பினேன். அவள் இப்போது பாரில் வொயின் குடித்துக் கொண்டிருந்தாள். 'ஈராம், உண்மையில் நான் எந்தவித அசைவையும் உணரவில்லை.' 'அப்படியானால் அது கண்டிப்பாக பையன் ஆகத்தான் இருக்க வேண்டும். கருவிலிருந்தே சோம்பேறி,' என்று அவள் தன் தலையை பின்னால் சாய்த்து உரக்க சிரித்தபடி சொன்னாள். இவ்வாறு சிரித்து முடித்த பிறகு அவள் தீவிரமாகி ஒரு விரிவுரை தருவாள். நான் அவள் முடிப்பதற்காக காத்துக் கொண்டிருந்தேன். 'கேளுங்கள். இப்ப எவ்வளவு நாள்? பதினெட்டு வாரம்? அது ஒன்றுமே இல்லை. கொஞ்ச நாள் ஆகும். இருபத்திரண்டு வாரம் அல்லது இருபத்தைந்து வாரம் மதுவை கேட்டுப்பார்.' கடந்த வாரம் மது இதைத்தான் சொன்னாள், இப்போது ஈராம் அதைத்தான் சொல்கிறாள். நான் நம்புகிறேன். முட்டாள்தனமான புருஷர்களுடன் வாழும் பெண்கள் தனி தான்: உண்மையை உங்கள் முகத்திற்கு நேராக சொல்லி விடுவார்கள், அவர்களை நம்பிவிடலாம்.'

இரண்டாவது மும்மாதம்:
(T2) வில் அடிக்கடி கேட்கப்படும் கேள்விகள்

1. இந்த சமயத்தில் நான் உடற்பயிற்சி செய்யலாமா?

செய்வது கண்டிப்பாக நல்லது என்பது மட்டுமல்ல, நீங்கள் இதுவரை செய்யவில்லை என்றால், உடனடியாக ஆரம்பிக்கவும். முதல் மும்மாத கர்ப்ப காலத்தில் வேறு எந்த பிரச்சினையும் இல்லையென்றால். முக்கியம் என்னவென்றால், ஆரம்பத்தில் படிப்படியாக, சுலபமாக உடலை அதிகம் வருத்திக் கொள்ளாமல், அதே சமயத்தில் மிகவும் சோம்பேறித்தனமாகவும் இல்லாமல் இருபது முப்பது நிமிடங்கள் செய்யுங்கள். அதுவும் அனுபவமுள்ள சிறந்த உடற்பயிற்சியாளர் முன்னிலையில் செய்வது நல்லது. அதற்காக சிறிது செலவழிப்பதும் சிறந்ததே. உடற்பயிற்சி செய்யும் தாய்மார்களுக்கு உடல் மெலிந்த, ஆனால் சிறந்த எதிர்ப்புசக்தி கொண்ட குழந்தைகள் பிறக்கும்.

உங்கள் வசதிகேற்ப வாரம் மூன்று அல்லது ஐந்து நாட்கள் உடற்பயிற்சி செய்யலாம். நாள் முழுவதும் புத்துணர்ச்சியுடன் இருக்க உதவும். ஒவ்வொரு முப்பது நிமிட உட்கார்ந்திருத்தலுக்கும் இடையே ஐந்து நிமிடம் எழுந்து நடப்பது அல்லது நிற்பது, அலுவலகத்தில் சுற்றி வருவது, வீட்டில் என்றால் அடிக்கடி நடப்பது நல்லது. இல்லையென்றால் தினந்தோறும் ஒரு அரைமணி நேரம் நடக்கலாம்.

உடற்பயிற்சி செய்யாமல், உட்கார்ந்தே இருப்பது அல்லது இன்னும் மிக மோசமாக படுத்துக் கொண்டே இருப்பது இன்சுலின் உணர்திறனை வெகுவாக குறைப்பதுடன், புரதம் உருவாக்குவதையும் உட்க்ரகித்தலையும் பாதிக்கும். மேலும் ஹார்மோன் சமநிலையை பாதிக்கும். நீங்கள் சுறுசுறுப்பில்லாமல் எதற்கும் தகுதியற்று இருந்தால், கர்ப்ப கால சர்க்கரை நோய், பிரசவத்திற்குப்பின் அதிக தைராய்டு பிரச்சினை என்று உங்களை பாதிக்கும். எனவே உங்களின் ஒவ்வொரு அசைவும் உங்களுக்கு ஆரோக்கியம்.

உடற்பயிற்சி செய்வது, நல்ல ரத்த ஓட்டம், நல்ல ஜீரணம் ஆகியவற்றிற்கு உதவுவதோடு, இயற்கையாகவே ரத்த அழுத்தத்தை குறைக்கக்கூடிய பயனும் உண்டு. எனவே சுறுசுறுப்பாக இருங்கள். நீங்கள் கர்ப்பிணி தானே தவிர நோயாளி இல்லை.

2. என்னுடைய மருத்துவர் என்னை படுக்கையிலேயே இருக்கச் சொல்கிறார். இப்போது நான் என்ன செய்வது?

இது பற்றி நீங்கள் உங்கள் மருத்துவரிடம் வெளிப்படையாகவும் விவரமாகவும் கேட்டு தெரிந்துக் கொள்வது நல்லது. படுக்கையிலேயே ஓய்வாக இருக்கச் சொல்வது உண்மையிலேயே ஆபத்துகளை தடுக்கவா அல்லது குடும்பத்தினர் மிகைப்படுத்தலினாலா? என்று தெளிவுபடுத்திக் கொள்ளுங்கள். உங்களுடன் நன்கு பேசக்கூடிய, உங்களின் கேள்விகளுக்கு சரியான விளக்கங்களை அளிக்கக்கூடிய மருத்துவரை தேர்ந்தெடுங்கள். நடிகை கங்கணாவின் மனப்பான்மையை கரன் ஜோஹர் நிகழ்ச்சியில் அவர் சொன்னதிலிருந்து நீங்கள் தெரிந்துக் கொள்ளலாம்-'என்னுடைய இயக்குநர் சர்வாதிகாரி போல் இருக்கக்கூடாது, சக கூட்டாளி போல் இருக்க வேண்டும்.' அப்படித்தான் உங்களின் மருத்துவரும் உங்களை ஆட்டிப்படைப்பவராக இருந்துவிடக் கூடாது. அப்படி அவர் இருந்தால் ஆரம்பத்திலேயே அவரை விட்டுவிட்டு உங்களுடன் நண்பராகப் பழகும் ஒருவரை தேர்ந்தெடுங்கள். இதனால் ஏற்படும் மன அழுத்தம் தேவையே இல்லை.

சரி, விஷயத்துக்கு வருவோம். படுக்கை ஓய்வு என்பது இன்சுலின் உணர்திறனை பாதிப்பதோடு, வேறு பல பிரச்சினைகளையும் உருவாக்கும். உங்கள் மருத்துவரை, அடிக்கடி எழுந்து நிற்கலாமா, கொஞ்சம்

நடக்கலாமா என்று கேளுங்கள். அநேகமாக செய்யலாம் என்ற பதில் தான் வரும். ஒருவேளை கண்டிப்பாகக் கூடாது என்று சொல்லிவிட்டால் உங்கள் மருத்துவர் எவ்வளவு நாட்கள் இவ்வாறு இருக்க விரும்புகிறார், பிரசவம் வரையிலா என்று கேட்டுத் தெரிந்து கொள்ளுங்கள். படுக்கையில் தான் இருக்க வேண்டும் எங்கும் நகரக் கூடாது என்றுவிட்டால், படுக்கையிலேயே அப்படியும் இப்படியும் கை கால்களை அசையுங்கள், படுத்திருக்கும் நிலையிலேயே உடலை உள்ளிழுத்து மெதுவாக இயல்பு நிலைக்கு கொண்டு வாருங்கள். இது குறைந்தபட்சம் ரத்த ஓட்டத்திற்கு உதவும். கொஞ்ச நஞ்சம் பிரச்சினைகள் உருவாவதை இது தடுக்கும். பிரசவத்திற்கு பிறகு, மீண்டும் பழைய நிலையை அடைவதற்கும் உதவும்.

குறிப்பு: உங்கள் குளியலறை-கழிப்பறை வரை நீங்கள் நடக்கலாம் என்று உங்கள் மருத்துவர் சொன்னால், உங்கள் உடல் நிலையை பாதிக்காத எளிமையான உடல் அசைவுகளை நீங்கள் செய்யலாம் என்று தான் அர்த்தம். அசைவு/செயல்கள்/உடற்பயிற்சி ஆகியவை கருப்பையில் இருக்கும் கருவிற்கு நல்ல ரத்த ஓட்டத்தை ஏற்படுத்த உதவுவதோடு, உங்கள் ரத்த அழுத்ததை குறைக்கிறது, மலச்சிக்கல், மூல நோய் வராமல் தடுக்கிறது.

3. தினம் செய்வதற்கான யோகா பயிற்சிகள் ஏதாவது நீங்கள் பரிந்துரைக்கிறீர்களா?

உங்களுக்கு முன்பே யாராவது யோகா ஆசிரியர் இருந்தால் அவர் சொல்வதைக் கேட்டு பின்பற்றுங்கள். பிரசவ வழிகாட்டி, '*Iyengar Yoga for Motherhood*' என்கிற புத்தகம் மிகவும் சிறந்த வழிகாட்டியாகும். ஐயங்கார் யோகா மையங்களில் கர்ப்பிணிப் பெண்களுக்கென தனி வகுப்புகள் உள்ளன. அவை அவரவர் கர்ப்ப காலத்திற்கு ஏற்றவாறு மாறுபடும். இங்கே பல கர்ப்பிணிப் பெண்கள் ஆசனங்கள் செய்வதைப் பார்க்கலாம். இருப்பினும் கவனமாக இருப்பது மிக அவசியம். யோகா வகுப்புகள், அங்கே சென்று வருவதற்கான செலவுகள், யோகா புத்தகம் வாங்குவதற்கான செலவு எல்லாமே மிகுந்த நன்மை பயப்பவை. *கர்ப்பிணிப் பெண்களுக்கான ஐயங்கார் யோகா புத்தகம்* உங்கள் அடிப்படை ஆரோக்கியத்தை கவனித்துக் கொள்கிறது: அமிலத்தன்மை, சர்க்கரை நோய், நிலையான மன நிலை என்று அனைத்தையும் கவனித்துக் கொள்கிறது. ஒவ்வொரு மும்மாதங்களுக்கும் செய்ய வேண்டிய பயிற்சிகள், விளக்கங்கள் படங்களுடன் கொடுக்கப்பட்டுள்ளன.

4. இப்போது நான் பயணங்கள் மேற்கொள்ளலாமா?

உலகளாவிய அளவில் இது மிகச் சிறந்த காலகட்டம். இத்தகைய பயணத்தை பேபிமூன் என்கிறார்கள். (திருமணமானவுடன் கணவருடன் தனித்து செல்லும் ஹனிமூன் போல) விமானப்பயணம் உங்களை நீர்ச்சத்து இழக்கச் செய்துவிடும் என்பதால், கவனமாக இருங்கள். காரில் செல்கிறீர்கள் என்றால் ஆங்காங்கே நிறுத்தி சற்று இறங்கி நின்றுவிட்டுச்

கர்ப்ப காலக் குறிப்புகள்

செல்லவும். நீண்ட நேரம் உட்கார்ந்து கொண்டே பயணப்படுவது முதுகுவலியை ஏற்படுத்தும். நல்ல உணவு கிடைக்கும் இடங்களை தேர்ந்தெடுத்து செல்லவும். ஏனென்றால் அது மிகவும் முக்கியம். வெளியே போகும் இடங்களில் கிடைக்கும் புதிய நவீன உணவு வகைகளை, கடல் உணவு, பச்சை சாலட் வகைகள் என்று எதையும் சாப்பிடாதீர்கள். நீங்கள் ஏற்கனவே சென்று வந்துள்ள இடங்களுக்கு செல்லவும். அதனால் எங்கே நல்ல உணவு கிடைக்கும் என்று உங்களுக்கு தெரிந்திருக்கும். அது மட்டுமல்லாமல் ஏதாவது திடீரென்று தேவைப்பட்டாலும் உங்களுக்கு அது எங்கே கிடைக்கும் என்று தெரிந்திருக்கும். நடன அரங்குகள், பார்கள் இணைந்துள்ள இடங்களை தவிர்த்துவிடுங்கள். அங்கிருந்து வரும் புகைகளும் கூடுதல் சப்தங்களும் உங்களை வெகுவாக பாதிக்கும். கூடிய வரை பொது இடங்களில் புகைபிடிக்க அனுமதி மறுக்கப்பட்ட நகரங்களைத் தேர்ந்தெடுத்து செல்லவும். சந்தோஷத்திற்காக மேற்கொண்ட பயணம் சங்கடத்தில் முடிந்துவிடக் கூடாது.

5. என் மாமியார் என்னை ஹல்வா, லட்டு போன்றவைகளை சாப்பிடச் சொல்லி வற்புறுத்துகிறார். சாப்பிடலாமா ?

நன்றாக சாப்பிடலாம். தயவு செய்து சாப்பிடுங்கள். நடு காலை அல்லது நடு பகல் வேளைகளில் சாப்பிடுங்கள். இது உங்களுடைய ஊட்டச்சத்து நிபுணருக்கும் உங்கள் மாமியார்/பாட்டி ஆகியோருக்கிடையே நடக்கும் போட்டி என்றால் உங்கள் தரப்பு தான் வென்றுள்ளது என்று பெருமை கொள்ளவும். அவர்கள் சாப்பிட சொன்னதை முடிந்தால் என்னுடைய அடுத்த புத்தகத்தில் இணைத்து விடுகிறேன்.

6. மலச்சிக்கல் என்னை பாடாய்படுத்துகிறது. என்ன செய்வது?

நீங்கள் செய்யவேண்டியவை:

- ஒவ்வொரு முறை சாப்பிடுவதற்கு முன்பும் ஒரு பெரிய கிளாஸ் வெந்நீர் குடிக்கவும்.
- சாப்பிட்ட பிறகு ஒரு ஸ்பூன் குல்கந்து சாப்பிடவும்.
- இரவு சாப்பாட்டுக்கு பின் B6 வைட்டமின் சாப்பிடுங்கள்.

நீங்கள் முறைபடுத்திக் கொள்ளுங்கள்.

7. முதுகுவலிக்கு என்ன செய்வது?

உணவும், உடற்பயிற்சியும் இதனை கவனித்துக் கொள்ளும். கீழ்காணும் சிலவற்றையும் நீங்கள் முயற்சிக்கலாம்:

- நன்றாக நேராக நின்று பழகுங்கள். உங்கள் எடை சரியாக இரண்டு பாதங்களுக்கும் இருக்கும் படியாக.

- உங்கள் உள் தொடையினை வலுப்படுத்துங்கள். வீட்டில் இருக்கும் போது உங்கள் தொடைகளுக்கு இடையே ஒரு தலையணை வைத்து அழுத்தி பயிற்சி செய்யவும். யோகா பயிற்சியில் இந்த பிரச்சினைக்கு அதிக முக்கியத்துவம் கொடுக்கவும்.

- பின்தொடை தசைநார்களுக்கும் இளகும் தன்மை ஏற்பட பயிற்சி செய்யுங்கள்.

- அலுவலகத்தில் இருக்கும் போது உங்கள் கால்களை ஸ்டூல் மேல் வைத்துக் கொள்ளவும்.

- நிறைய தண்ணீர் குடியுங்கள். காபி/டீ/கோலா போன்ற பானங்களைத் தவிர்த்து விடுங்கள்.

- நீண்ட நேரம் ஒரே இடத்தில் அமர்ந்திராமல் இடையிடையே எழுந்து நேராக நில்லுங்கள்.

- *ஐயங்கார் யோகா* புத்தகத்திலிருந்து/மையத்திலிருந்து முதுகுக்கான பயிற்சிகளை மேற்கொள்ளுங்கள்.

- கால்ஷியம் உபரிகளை எடுத்துக் கொள்ளுங்கள்.

இரண்டாவது மும்மாத காலத்திற்கான (T2) மூன்று சிறந்த உணவு வகைகள்

மருத்துவ ரீதியாக கர்ப்பகாலத்தில் இது மிகவும் சுலபமான காலகட்டம் என்பதோடு உங்கள் பிரசவம் எத்தகையதாக இருக்கப்போகிறது என்பதையும், எவ்வளவு சீக்கிரம் உங்கள் உடல்நிலை பழைய நிலைக்கு திரும்பும் என்பதையும் முடிவு செய்கிறது.

> இந்த காலகட்டத்தில் பல காரணங்களுக்காக முக்கிய கொழுப்பு சத்தினை உணவில் சேர்த்துக் கொள்ள வேண்டியது அவசியம். பிரதான காரணம் இன்சுலின் உணர்திறனை மேலும் வலுப்படுத்துவதற்கும் எலும்பு இணைப்புக்களை வலுப்படுத்துவதற்கும் முதுகு வலியைத் தடுப்பதற்கும் தான்.

முக்கிய கொழுப்பு அமிலங்கள் மற்றும் அத்துடன் கிடைக்கும் கரையக்கூடிய கொழுப்பு வைட்டமின்கள், வைட்டமின் A, D, E, K, ஆகியவைகளின் ஆதரவின்றி சருமம் மற்றும் தலைமுடி மாற்றங்களும் நிகழலாம். எனவே இரண்டாவது மும்மாத கர்ப்ப காலம் எனபது கடவுள் உங்களுக்கு கொடுத்த வரம் என்று சொல்லலாம். ஏனெனில் பெரிய பாதிப்புகள்-பிரசவத்தினால் சருமத்தில் ஏற்படும் கோடுகள், தலைமுடி உதிர்தல், நிறக் காரணிகளின் பிரச்சினை போன்றவை அனைத்தையும்

உங்கள் கட்டுப்பாட்டுக்குள் கொண்டு வரலாம். இதனை செய்வதற்கென இயற்கையிலேயே அழகு மருத்துவம் இருக்கிறது-ரத்த சர்க்கரையை கட்டுப்பாட்டுக்குள் வைத்திருப்பது, எலும்புகள் மற்றும் இணைப்புகளை ஆரோக்கியமாக வைத்திருத்தல், சருமத்தை மிருதுவாகவும் புத்துணர்வுடனும் வைத்துக் கொள்வதற்கான அமினோ அமிலங்கள் ஆகியவைகள் தான் இயற்கை மாத்திரைகள். அவை:

உணவு 1: ஜாதிக்காய்

அல்வா, பாயசம், லட்டுகள் ஆகியவற்றில் வாசனைக்காக பயன்படுத்துவது. இதில் ஏராளமான தாதுப்பொருட்களும், ஆன்ட்டிஆக்ஸிடென்ட் (antioxidant) குணங்களும் உள்ளன. ஜாதிக்காய், ஜீரணத்திற்கும், முடி உதிர்வதை தடுப்பதற்கும், சருமத்தில் கோடுகள் விழாமல் தடுப்பதற்கும் ரத்த அழுத்ததை குறைப்பதற்கும் உதவுகிறது. முக்கியமான விஷயம் என்னவென்றால், அனைத்து மசாலா பொருட்களைப் போல இதனை மிகவும் புத்திசாலித்தனமாக-அதாவது மிகச் சிறிய அளவில் பயன்படுத்துவது தான். மிகச் சிறிய அளவே மருந்தாகும். மேலும் இது புதிய சிவப்பணுக்களை உருவாக்கவும் சோர்வை நீக்கவும் உதவுகிறது.

எப்படி பயன்படுத்துவது?

- லட்டுகள், அல்வாக்கள், மற்றும் பாயசங்களில் வாசனையூட்டும் பொருளாகப் பயன்படுத்தலாம்.

- கடலைமாவு, பால் ஆகியவற்றுடன் குழைத்து சருமத்தில் பூசிவர, சருமம் மென்மையாவதுடன் அரிப்புத் தொல்லையும் இருக்காது. (குறிப்பாக மார்பகக் காம்புகள் மற்றும் தொடைகள்)

- நல்ல தூக்கம் வருவதற்கு ஜாதிக்காய் பொடியை சிறிதளவு பாலில் கலந்து குடிக்கலாம்.

உணவு 2: நெய்

ஆ! நீங்கள் இதற்குத்தான் காத்துக்கொண்டிருந்தீர்கள். குடல் செயலாக்கத்திற்கும், கொழுப்பு எரிப்பு செய்யக்கூடிய நல்ல பாக்டீரியாக்கள் உற்பத்தியாவதற்கும், அதன் மூலம் சாப்பிடும் உணவை சிறந்த உணவாக ஆக்குவதற்கும் உதவக்கூடிய நெய், பூமியில் மிகச்சிறந்த தெய்வீகமான கொழுப்பு ஆகும். அதன் பயன்கள் ஏராளம். கர்ப்ப காலத்தில் கூடுதல் நெய் சாப்பிடுவது மிக முக்கியமாக ரத்த சர்க்கரை அதிகரிப்பதை தடுக்கிறது. இந்த குணம் தைராய்டு மற்றும் இன்சுலின் ஹார்மோன்களுக்கு ஆதரவாக இருக்கிறது. நாட்டுப்பசுவின் முழு கொழுப்பு சக்தி கொண்ட பாலிலிருந்து பெறப்படும் நெய், ஜெர்சி அல்லது ஹோல்ச்டைன் பசுக்கள் அல்லாத நாட்டு எருமைப் பாலிலிருந்து பெறப்படும் நெய், அதுவும் சாதாரண கோசாலைகளிலிருந்து பெறப்படும் நெய் மிகவும் சிறந்தது.

எப்படி பயன்படுத்துவது?

- உங்கள் சப்பாத்தி அல்லது சாதத்தில் ஒன்று அல்லது இரண்டு ஸ்பூன் நெய் சேர்த்துக் கொள்ளுங்கள். சிறிது அளவு கூட சேர்த்துக் கொள்ளலாம். இந்த கூடுதல் அவசிய கொழுப்பு இன்சுலின் செயலாக்கத்திற்கு ஆதரவாக இருக்கும்.

- கூட்டு, காய்கறிகள், பருப்பு ஆகியவற்றில் தாளிக்கும் போது நல்ல நெய் சேர்க்கலாம். மேலும் லட்டுகள், அல்வாக்கள், பர்பி போன்ற இனிப்புகளில் சேர்க்கலாம்.

- இரவு பாதங்களில் சிறிது நெய் தடவிக் கொள்வது மலச்சிக்கலை தடுப்பதுடன் நல்ல தூக்கத்திற்கும் உதவும்.

உணவு 3: திணை

சிறுதான்ய வகையைச் சேர்ந்தது. இந்தியா முழுவதும் கிடைப்பதால் இதற்கு அந்ததந்த இடத்திற்கேற்ப பெயர் இருக்கும். திணையை அரிசி சமைப்பது போலவே சமைக்கலாம். சாதாரணமாக சமைத்து குழம்பு, ரச வகைகளுடன் சாப்பிடலாம். உப்புமா, பொங்கல், புலாவ், பாயசம் என்று அனைத்தும் திணை கொண்டு செய்து சாப்பிடலாம். வேர்கடலை சேர்த்து சமைக்க சுவையாக இருக்கும். ரத்த சர்க்கரை மற்றும் C-reactive புரதத்தை (வீக்கம் அல்லது கட்டி, ஏற்படும் போது, அல்லது ரத்த அழுத்தம் உயரும் போது அதிகரிப்பது) குறைப்பதற்கு பெயர் போனது. அனைத்து சிறு தானியங்களும் HDL அளவை முன்னேற்றுகிறது.

எப்படி பயன்படுத்துவது?

- சாதம் போல் சமைத்து பருப்புகள், பயிறுவகைகள் ஆகியவற்றுடன் சாப்பிடவும்.

- முளைகட்டி, காயவைத்து, மாவாக்கி, கஞ்சி போல் சாப்பிடலாம். இதனால் அதிகமாக வைட்டமின் B கிடைக்கும். அல்லது பாயசம் போல் செய்து உலர் பழங்கள் சேர்த்து சாப்பிடலாம்.

- காய்கறிகள் சேர்த்து உப்புமாவாகவோ, கிச்சடியாகவோ செய்து சாப்பிடலாம்.

கர்ப்ப காலக் குறிப்புகள்

இரண்டாம் மும்மாத காலத்திற்கான உணவுத்திட்டம்:

சாப்பாட்டு நேரம்	சாப்பாடு	குறிப்பு
உணவு 1 - காலையில் எழுந்த 15 நிமிடத்திற்குள்.	புதிய, உலர்ந்த பழங்கள்/இரவில் ஊறவைத்த கருப்பு திராட்சை	சுறுசுறுப்பாக இருக்கவும். வீட்டிற்குள்/வெளியே 10-15 நிமிடங்கள் நடக்கவும்.
உணவு 2 - காலை உணவு / 60 நிமிடத்திற்குள், +B வைட்டமின், ஃபோலிக் அமிலம் (அ) கர்ப்பகால வைட்டமின்கள்	வீட்டில் தயாரித்த டிபன் / திணை உப்புமா+காய்கறி	இதனை அலுவலகத்திற்கும் எடுத்து செல்லலாம்.
உணவு 3 - நடு காலை	இளநீர் வழுக்கையுடன்/ எள் சேர்த்த லட்டு / வேர்கடலை / பொட்டுக்கடலை உருண்டை	வெல்லத்துடன் இணைந்த பண்டம் முக்கிய கொழுப்பு அமிலம் நிறைந்தது, ரத்த சர்க்கரை நெறிப்படுத்துவதற்கு, சரும மென்மை, எலும்பு இணைப்புகளின் வலிமை
உணவு 4 - மதிய உணவு+ஆளிவிதை அல்லது ALA ஊட்டச்சத்து	திணை சாதம் / உப்புமா வேர்கடலையுடன் *ராகி/கோதுமை சப்பாத்தி காய்கறி/பீட்ரூட் (அ) சுரைக்காய் பச்சடி	உங்களை நாள் முழுவதும் புத்துணர்ச்சியுடன் வைத்திருக்க முழுமையான உணவு *இத்துடன் 2 ஸ்பூன் நெய் சேர்க்கவும். இப்போது உங்களுக்கு அதிக அளவு முக்கிய கொழுப்புச்சத்து தேவைப்படும்.
உணவு 5 - நடு மதியம்	கல் உப்பு, பெருங்காயம் கலந்த மோர் (அ) லட்டு (அ) சிக்கி	உங்கள் பசித்தன்மைக்கு ஏற்ப உணவைத் தேர்ந்தெடுக்கவும்.
உணவு 6 - மாலை 5-6 மணிக்கு வைட்டமின் C 500mg, antioxidant with selenium, zinc, chromium	கேழ்வரகு தோசை எள் / தேங்காய் சட்னி சான்ட்விச் ரொட்டி, வெல்லம், நெய்யுடன் / வாழப்பழம் /மாம்பழம் *வே புரத பானம்	முழுமையான உணவு, ஹார்மோன் சமநிலைக்கு, உடல் ஊதிப் போகுதல் மலச்சிக்கல் ஆகியவை தவிர்ப்பதற்கு. முடிந்தால் இந்த உணவுக்கு முன் சிறிது உடற் பயிற்சி செய்யவும். அல்லது ஒரு மணி நேரம் கழித்து இரவு உணவுக்கு முன் செய்யவும். *வே புரதத்தை கர்ப்பகாலத்திற்கு முன்பே எடுத்திருந்தால் மட்டுமே எடுத்துக் கொள்ளவும்.

ருஜுதா திவேகர்

சாப்பாட்டு நேரம்	சாப்பாடு	குறிப்பு
உணவு 7 - இரவு உணவு	பருப்பு சாதம் + ஊறுகாய் கிச்சடி, மோர் குழம்பு + வேகவைத்த பீட்ருட் / காய்கறி புலாவ்	இரவு உணவு எளிதில் ஜீரணிக்க கூடியதாக இருக்கட்டும். இரண்டு ஸ்பூன் நெய் சேர்த்துக் கொள்ளவும்.
உணவு 8 - தேவையானால். கால்சியம் சிட்ரேட் 1000mg	பால் + ஜாதிக்காய் + ஊறவைத்த முந்திரி + சர்க்கரை சுவைக்கு	பசித்தால், உறக்கமின்மையால் மனதளவில் சோர்ந்திருந்தால் (அ) ஜீரணக் குறைவானால்

இரண்டாம் மும்மாதங்களுக்கான முக்கியக் குறிப்புகள்

- *திணை அனைத்து ஆர்கானிக் கடைகளிலும் கிடைக்கும். ஆன்லைன் மூலமும் வாங்க முடியும். நீங்கள் இதுவரையில் இதனை சாப்பிட்டதே இல்லை என்றால் வாரம் இரண்டு தரம் சாப்பிடலாம். மற்ற தினங்களில் வழக்கம் போல சப்பாத்தி/சாதம் சாப்பிடலாம்.*

- *முழு கோதுமை வாங்கி மிஷினில் கொடுத்து மாவு ஆக்கிக் கொள்ளுங்கள். தயாராகக் கிடைக்கும் கோதுமை மாவு வாங்க வேண்டாம்.*

- *கடைகளில் பிரட் வாங்கும் போது, மல்டிகிரைன் என்று தேடி வாங்காதீர்கள். வியாபார ரீதியாக விற்கப்படும் இத்தகைய ரொட்டிகளில் தானியங்கள் எந்த அளவுக்கு சேர்க்க வேண்டுமோ எந்த முறைப்படி சேர்க்க வேண்டுமோ அது பின்பற்றப் படுவதில்லை. உதாரணமாக பாஜ்ரா எனப்படும் கம்பு குளிர்காலங்களில் பிரத்யேகமாக சாப்பிட வேண்டியது. இதனை கோடை காலத்தில் சாப்பிட்டால் வயிற்றில் பாரமாக இருப்பது போல் உணருவதுடன் நீர்ச்சத்தும் குறைந்துவிடும்.*

- *உங்களை புரத பானத்தில் இருக்கச் சொல்லியிருந்தால், அதில் ஒட்டியிருக்கும் குறிப்பு விவரங்களை நன்றாக கவனியுங்கள். சிறிதளவு புரதசத்து கிடைக்க வேண்டும் என்பதற்காக அதிக அளவு சர்க்கரை உட்கொள்ள வேண்டியதாகி விடும். பெரும்பாலான ஆரோக்கிய பானங்களும், தாய்மைக்கான பானங்களும் 2:1 என்ற விகிதத்தில் கார்போஹைட்ரேட்லிருந்து புரதம் வரை கொண்டுள்ளது. இந்த குறைந்த அளவை வைத்துக் கொண்டு எதுவும் பலனில்லை. எனவே நீங்கள் அவற்றை தவிர்ப்பதே சிறந்தது.*

- *உங்கள் உணவில் அதிக புரதம் வேண்டும் என்றால், இதற்கு முன்பு எப்போதும் வே-புரதம் (Whey Protien) எடுத்துக் கொள்ளாதவர் என்றால் அரை ஸ்பூன் வே-புரதம் எடுத்து தண்ணீரில் கலந்து மதிய உணவு மற்றும் இரவு உணவுக்கு முன்பு பருகவும். இது கூடுதல் புரதம் உங்களுக்கு கிடைக்க உதவும். ஒருவேளை இது உங்களுக்கு ஒத்துக்கொள்ளவில்லை என்றால், நிறுத்திவிடுங்கள்.*

- *புரத சத்து அதிகம் கிடைப்பதற்கு உடற் கூற்றியல் தூண்டுதல் தான் சிறந்த வழி: சுறுசுறுப்பாக இருக்கவும், உடற்பயிற்சி செய்யவும், நேரத்திற்குத் தூங்கவும், அடிக்கடி சிறிது சாப்பிடவும். மலச்சிக்கல், அஜீரணம் ஆகியவற்றால் அவதிப்படுகிறீர்கள் என்றால், சாப்பிடும் முன்பாக மூன்று வேளையும் ஒரு கோப்பை வெந்நீர் குடிக்கவும்.*

- *மலச்சிக்கல் தொடர்ந்து பிரச்சினை என்றால், உணவுத்திட்டம் 6 அல்லது 8 ஆகியவற்றுடன் பாலில் குல்கந்து கலந்து பருகவும். குல்கந்துவில் இருக்கும் சர்க்கரை பற்றி கவலைப் படாதீர்கள். 6-9 ஸ்பூன் சர்க்கரைக்குள் தான் இருப்பீர்கள். கொடுக்கப்பட்டுள்ள உணவுத்திட்டம் படி நீங்கள் இருந்தால்.*

- *அரிசியும் ஒரு முறை சுத்தம் செய்யப்பட்டதாகவே இருக்கட்டும்.*

- *பாசிப்பருப்பு கிச்சடி (பொங்கல்) சுலபமாக தயார் செய்யக்கூடியதும் எந்த வேலையின் பிரதான உணவுக்கு மாற்றாகவும் இருக்கக்கூடியது. வீட்டில் உள்ளவர்கள் சமையலறையில் உதவி செய்திட அனுமதியுங்கள்.*

- *சமையலறை பக்கமே வராத கணவன்மார்கள் என்றால், மனைவிகள் சமைப்பதற்கு முன்பும் பின்பும் வேறு எந்த வேலையிலும் ஈடுபட மாட்டார்கள் என்று ஊர்ஜிதப்படுத்தி விடுங்கள். முன்னும் பின்னும் சுத்தம் செய்யுங்கள், வீட்டில் உங்களுக்கு (கணவர்களுக்கு) உதவி செய்வதற்கு யாராவது இருந்தால், அவர்கள் கேட்க ஆசைப்படும் கேள்விகளை நேரடியாக உங்களிடமே கேட்கட்டும், உங்கள் மனைவியிடம் வேண்டாம். உங்களுடன் உங்கள் தாயார் இருந்தால், உங்கள் மனைவி இதுவரை செய்து வந்த வேலைகளை உங்கள் தாயாரின் மீது சுமத்தி விடாமல், நீங்களே செய்துவிடுங்கள், ஆமாம் உங்களை நாங்கள் இப்போது பெரிய மனுஷராகக் கருதுகிறோம்.*

- *உங்கள் மகன் சமையலறையில் வேலை செய்கிறானே என்று நினைக்கக்கூடிய அம்மா என்றால், கவலைபடாதீர்கள். உங்கள் மாமியார் உங்கள் கணவரை வளர்த்ததைவிட, நீங்கள் உங்கள் மகனை நன்றாக வளர்த்திருக்கிறீர்கள் என்று பெருமை கொள்ளுங்கள். சமையலறையில் உதவி செய்யும் கணவர்களுக்கு மனைவியிடமிருந்து கூடுதல் நன்றிகளும் படுக்கையறையில் பல சலுகைகளும் கிடைக்கும் என்பதில் சந்தேகமில்லை. உங்கள் மகனுக்கு தான் என்ன செய்கிறோம் என்று தெரியும்.*

- *பலவகையான பழங்களையும் சாப்பிடுங்கள். உள்ளூர் பழங்களை அவசியம் சாப்பிடுங்கள்.*

- *T1ல் கொடுக்கப்பட்டுள்ள காய்கறிகளுடன் இலைச் சார்ந்த காய்கறிகளை சேர்த்துக் கொள்ளுங்கள். நாட்டுக் காய்கறிகளாக சாப்பிடுவது நல்லது. வாரத்தில் இரண்டு நாட்கள் கொடிவகை காய்கள்-பரங்கிக்காய்,*

சுரைக்காய், பாகற்காய், புடலங்காய் போன்றவைகளை சாப்பிடவும். இந்த வகை காய்களுக்கு பூச்சி மருந்துகள், ரசாயன உரங்கள் தேவையில்லை. இயற்கையாகவே வளர்ந்து பலன் கொடுக்கும். மேலும் இவைகளில் உங்களின் ரத்த அழுத்தம் ரத்த சர்க்கரை போன்றவற்றை கட்டுக்குள் வைத்திருக்க உங்கள் உடலுக்குத் தேவையான நுண்ணிய தாதுப்பொருட்கள் நிறைந்துள்ளன.

- *நீர்ச்சத்துடன் இருங்கள். உங்களது சிறுநீர் தெளிவாக நிறமற்று இருக்குமாறு பார்த்துக் கொள்ளவும்.*

கர்ப்ப காலத்திலும் பிரசவத்திற்கு பின்பும்
சைவம் (அ) அசைவம்

2017ம் ஆண்டில் (மிகவும் அவசியமானது) பெரிய விஷயம் என்னவென்றால் நிரந்தரத்தன்மை தான். ஒரு பக்கம் சைவர்கள் அதிக புரதம் தேவை என்பதற்காக முட்டை, அல்லது மீன் அல்லது மாமிசம் எதுவும் சாப்பிட மாட்டார்கள். ஒரு பக்கம் அசைவ பிரியர்கள் தங்கள் பாட்டிகள் கற்றுத் தந்தபடி சாப்பிடுவார்கள்-வாரத்தில் சில தடவைகள் மாமிசம், மீன் சாப்பிடுவார்கள். ஒவ்வொரு வேளையும் இல்லை, முழு உணவாக சாதம் அல்லது சப்பாத்தி, காய்கறிகளுடன். இது ஒரு நிரந்தர உணவு முறை. இதனால் நோய்கள் தவிர்க்கப்படுவதுடன் பருவ மாற்றங்களுக்கும் ஏற்றது. உங்கள் பாட்டிக்கும் அவளுடைய பாட்டிக்கும் தெரிந்திருந்தது. ஆனால் ஊட்டச்சத்து நிபுணர் சமூகம் இப்போது தான் கண்டுபிடித்துக் கொண்டிருக்கிறது. ஜெமி ஆலிவர் விரும்பிகள் ஒவ்வொரு வாரமும் மாமிசமற்ற திங்கட்கிழமைக்கான சமையல் முறைகளை விளம்பரபடுத்திக் கொண்டிருக்கிறார்கள், அமெரிக்க மற்றும் ஸ்விஸ் ஒலிம்பிக் அமைப்பு தன்னுடைய மிகச் சிறந்த விளையாட்டு வீரர்கள் மாமிசம் உட்கொள்ளும் அளவினை முறைப்படுத்துகிறது. கர்ப்ப காலத்தில் நீங்கள் மாமிசம் தவிர்க்க வேண்டிய ஓரே காலகட்டம் பிரசவித்த பிறகு முதல் பன்னிரெண்டு நாட்களுக்குத் தான்.

மாமிசம் பற்றிப் பேசுகையில், பால் மற்றும் பால் பொருட்கள் பற்றி? அது நமது பொருளாதாரத்துடன் பின்னிப் பிணைந்தது மட்டுமல்ல நிரந்தர தன்மையுடயதுமாகும். நாட்டுப் பசுக்களை ஆதரியுங்கள். முடியுமானால் சில நாட்டுப் பசுக்களை நீங்களே சொந்தமாக பேணுங்கள். பசுக்கள் தான் நம்முடைய வீட்டுப் பிராணி. நாய்கள் அல்ல. இன்னும் சொல்வதென்றால் பசுக்களே செல்வம். பசுக்களே தெய்வீகம். நாட்டுப் பசுக்களின் தனித்துவமான புரதம், கொழுப்பு அமிலம் ஆகியவற்றின் கூற்றுக்கள் சர்க்கரை வியாதி, எலும்புத் தேய்மானம், மற்றும் சரும நிறமாற்றம் ஆகியவற்றை தவிர்க்கிறது.

பாலினால் உடல் உபாதைகள் என்று படிப்பதெல்லாம், அந்தப் பால், நாட்டுப் பசுக்கள் எருமைகளிளிருந்து பெறப்பட்டவையல்ல. பெருமளவு பால்கறத்தல், நான்கு மடிகளிலும் பால் கறத்தல் என்பது இந்திய விவசாயிகளின் பால் கறக்கும் முறையே அல்ல. உங்களுக்கு பள்ளிக்கூடத்தில் அடிப்படை விவசாயக் கல்வி போதிக்கப்பட்டிருந்தால், அருகிலுள்ள கிராமத்திற்கு நேரில் சென்று பார்த்திருந்தால், புரிந்து கொண்டிருப்பீர்கள், பசுவின் இரண்டு மடிகளிலிருந்து மட்டுமே பால் கறக்கப்படும். மற்ற இரண்டு மடியிலிருந்து கிடைக்கும் பால் கன்றுகுட்டிக்கு மட்டுமே விடப்பட்டுவிடும். கன்றுக்குட்டி அதிகமாக பால் குடித்துவிட்டால் (அப்படி இருந்தது) தளர்ந்துவிடும். எனவே இதில் கொடுமைகள் (பசு மாட்டிற்கும் கன்றுக்கும்) என்பது நம் வழக்கம் அல்ல.

இரண்டாம் மும்மாத காலத்திற்கான (T2) பாரம்பரிய உணவு வகைகள்

சமையல் குறிப்பு 1: வாழைப்பூ பொரியல்

வழங்கியவர்: ருஹி சாஹு, அஸ்ஸாம்

ருஜுதா சொல்கிறார்: வாழைப்பூவை சுத்தம் செய்து நறுக்கும் போது கிட்டத்தட்ட ஒரு தியான நிலைக்கு நாம் போய்விடுவோம்.

செய்முறை:

பூவின் வெளியே தெரியும் சிவந்த நீண்ட இலை போன்றவற்றை அகற்றவும். உள்ளே தெரியும் வரிசையான சிறிய மலர்களிலிருந்து கறுப்பு காம்பு போன்ற ஒன்றை நீக்கிவிட்டு, அதே போல் தொடர்ந்து கடைசிவரை பூக்களை சேகரியுங்கள்.

- ஒரு கடாயில் சிறிது எண்ணெய் விடவும்.
- எண்ணெய் காய்ந்ததும் மசாலா இலை, பொடியாக நறுக்கிய வெங்காயம், தக்காளி மற்றும் இஞ்சி பூண்டு விழுது போட்டு வதக்கவும்.
- நன்றாக வதங்கியதும் பொடியாக நறுக்கிய உருளைக்கிழங்கு துண்டுகளை சேர்க்கவும்.
- மஞ்சள் பொடி, சீரக பொடி, தனியா பொடி சிறிது காரப்பொடி போட்டு வதக்கவும்.

- வாழைப்பூவை சேர்க்கவும். நன்கு கலந்து சிறிது தண்ணீர் தெளிக்கவும். இருபது நிமிடங்களுக்கு மூடி போட்டு சமைக்கவும்.
- உப்பு, கருவேப்பிலை, கசகசா சேர்த்து ஐந்து நிமிடம் சமைக்கவும்.
- நன்கு வதங்கியதும் அடுப்பை அணைத்துவிட்டு பச்சை கொத்துமல்லி, பச்சைமிளகாய் சேர்த்து பரிமாறவும்.

சமையல் குறிப்பு 2: சாலிமிடி (ஆந்திரா)

வழங்கியவர்: மாதுரி சாய், ஹைதராபாத்

ருஜுதா சொல்கிறார்: அரிசி, எப்போதும் செழிப்பையும் தொடர்ந்த வளர்ச்சியையும் குறிக்கும் இந்த தானியத்தின் மூலம் கருத்தரித்திருப்பதன் மகிழ்ச்சி செய்தியை பலருக்கும் தெரியப்படுத்துவதுடன் கர்ப்பவதி அமைதியாகவும் ஆரோக்கியமாக இருப்பதற்கும் பயன்படுத்தப்படுகிறது.

செய்முறை:

- பச்சரிசியை இரவு முழுவதும் ஊறவைத்து, பதமாக நிழலில் உலர்த்தி உலர் மாவாக்கிக் கொள்ளுங்கள்.
- துருவிய தேங்காய், வெல்லப்பாகு/சர்க்கரை, நெய் ஆகியவற்றை அரிசி மாவுடன் சேர்க்கவும்.
- இதனை கெட்டியாகப் பிசைந்து சுமார் ஒருமணி நேரம் வைத்துவிடுங்கள். பிறகு சிறு சிறு உருண்டைகளாகச் செய்து அப்படியே சாப்பிடவும்.

தாயார் செய்து கொடுக்க, கர்ப்பிணிப் பெண் தனது மூன்றாவது மாதத்தில் சாப்பிட, பிறகு இந்த சந்தோஷ செய்தியை அனைவருக்கும் அறிவிப்பார்கள். மேலும் பிரசவித்த பிறகு, பெண் தனது கணவர் வீட்டுக்கு செல்லும் போது சாலிமிடி தயாரித்து அவளுடைய மடியில் கட்டி அனுப்பி வைப்பார்கள்.

சமையல் குறிப்பு 3: தேங்காய் மிஸ்ரி

வழங்கியவர்: மோனிகா அகர்வால், ராஜஸ்தான்

ருஜுதா சொல்கிறார்: தேங்காயிலுள்ள லாரிக் அமிலம், பாக்டீரியா, பூஞ்சை மற்றும் வைரஸ் ஆகியவற்றிற்கு எதிராக செயல்படும் திறன் கொண்டது. தாய்பாலிலும் இது முக்கியமாகக் கிடைக்கக் கூடியது.

செய்முறை:

- ஒரு கிண்ணம் தேங்காய் தூள்.

- ஒரு கிண்ணம் கல்கண்டு. உடைத்துப் பொடித்தது.

- இரண்டையும் கலந்து எப்போதெல்லாம் சாப்பிடத் தோன்றுகிறதோ அப்போதெல்லாம் சாப்பிடவும். காலை முதல் உணவு சாப்பிடும் முன் சாப்பிடுவது நல்லது.

இது உடல் ஊதிப்போகாமல் இருக்க உதவுவதுடன், கரு வளர்ச்சிக்கும் உதவுகிறது. பாரம்பரிய வழக்கமாக கர்ப்பிணியின் தாயார், மகளுக்கு கொடுக்கிறார். இது குழந்தையின் மென்மையான சருமத்திற்கும் தலைமுடி வளர்வதற்கும் உதவுகிறது.

சமையல் குறிப்பு 4: பாதாமி லேயா

வழங்கியவர்: ஐஸ்வர்யா அ. நாராயணன், பெங்களூர்

ருஜுதா சொல்கிறார்: இது இயற்கையாகவே அவசியமான கொழுப்பு அமிலத்திற்கான ஊட்டச்சத்து ஆகும். நமது உணவு பற்றிய முன்னோர்களின் அறிவாற்றலுக்கான ஒன்று.

செய்முறை:

- சிவந்த/பழுப்பு நிறம் கொண்ட கல்லு சர்க்கரையை பொடித்துக் கொள்ளுங்கள்.

- கனமான பாத்திரத்தில் இத்துடன் சிறிது தண்ணீர்விட்டு காய்ச்சவும்.

- பாதாமை பொடி செய்து இந்தப் பாகுடன் கலக்கவும்.

- கிளறிக்கொண்டே நெய் சேர்க்கவும்.

- பாத்திரத்தில் ஒட்டாமல் திரண்டு வரும் வரை கிளறவும். 20-25 நிமிடங்கள் ஆகலாம்.

- ஏலக்காய் பொடி சேர்த்துக் கிளறி அடுப்பை அணைத்துவிடவும்.

- முற்றிலும் ஆறிய பிறகு எடுத்து வைத்துக் கொள்ளவும்.

காலையில் எழுந்தவுடன் முதலில் இதனை சாப்பிட்டு வர வியக்கத்தக்க மாற்றங்கள் தெரியும்.

சமையல் குறிப்பு 5: முருங்கைக்காய் ஆம்தி

வழங்கியவர்: ரேணுகா ஓம்கார் சாரஃப், சங்கம்நேர்

ருஜுதா சொல்கிறார்: உள்ளூர் தயாரிப்பு முறை. உடல் ஊதிப் போகுதல், அமிலத்தன்மை தவிர்க்கும். இதன் ஊட்டச்சத்து அபாரமானது.

செய்முறை:

1. முருங்கைக்காய்களை விரலளவு நீளத்துண்டுகளாக வெட்டி, சிறிது உப்பு சேர்த்து வேகவிடவும்.

2. உலர் தேங்காய் துருவல், கசகசா, சீரகம் ஆகியவற்றை எண்ணெய் விடாமல் வறுத்து பொடி செய்து கொள்ளவும்.

3. கடாயில் சிறிது எண்ணெய் விட்டு, மஞ்சள் பொடி, பெருங்காயம், வறுத்த பொடிகள் போட்டு வதக்கவும்.

4. இத்துடன் வேக விடப்பட்ட முருங்கைக்காய்களை போட்டு கிளறி தேவைக்கான உப்பு சேர்த்து எடுக்கவும்.

இதனை சாதம், சப்பாத்தி ஆகியவற்றுடன் சாப்பிடலாம். 2 ஸ்பூன் கெட்டி தயிர்-வீட்டில் தயார் செய்தது எடுத்துக் கொள்ள மறந்துவிடாதீர்கள்.

சமையல் குறிப்பு 6: அம்பேஹல்தி சே லோஞ்சே (மஞ்சள் இஞ்சி தயாரிப்பு)

வழங்கியவர்: ருஜுதா திவேகர்

மிகவும் சுலபமாக கணவன்மார்களால் தயாரிக்கக் கூடியது. இது உங்கள் சருமம் பாதுகாப்பாகவும் நீர்ச்சத்து கொண்டதாகவும் பிரசவ காலம் முழுவதும் இருக்க உதவுகிறது. நோய் தொற்று ஏற்படாமல் காக்கிறது.

செய்முறை:

இரண்டு வகையான மஞ்சள் கிடைக்கிறது. ஒன்று 'அம்பேஹல்தி' அல்லது 'மாங்காய் இஞ்சி' என்று அழைக்கப்படுகிறது. இது புத்தம் புதிய இஞ்சிக்கிழங்கு போலவே இருக்கும். ஆனால் பழுத்த மாம்பழ நிறத்தைக் கொண்டிருக்கும். இரண்டாவது வகை-வெள்ளை மஞ்சள் அல்லது 'ஒளி ஹல்தி' என்று அழைக்கப்படுகிறது. இது இஞ்சி போலவே இருக்கும். இந்த தயாரிப்பு முறைக்கு இஞ்சி, பச்சைமிளகாய், இரண்டு வகையான புத்தம் புதிய மஞ்சள் கிழங்கும் தேவைப்படுகிறது. உங்கள் சாப்பாட்டுக்குத் தேவையான மிகவும் சுவையான, புளிப்புத் தன்மை கொண்ட ஒரு பதார்த்தம்.

1. மாங்காய் இஞ்சி, இஞ்சி, மற்றும் வெள்ளை மஞ்சள் ஆகிய மூன்றையும் சம அளவு எடுத்துக் கொள்ளவும். நன்றாக சுத்தம் செய்து, தோல் சீவி, சிறிய-நீள-மெல்லிய துண்டுகளாக நறுக்கிக் கொள்ளவும்.

2. சில பச்சைமிளகாய்களை குறுக்கே வெட்டி, பின்னர் சிறுசிறுத் துண்டுகளாக வெட்டிக் கொள்ளவும்.

3. இந்த கலவையில் தேவைப்படும் அளவு எலுமிச்சைச்சாறு, ஊறுகாய் மசாலா மற்றும் உப்பு சேர்த்து நன்கு கலக்கவும்.

4. கடாயில் சிறிது எண்ணெய் வைத்து கடுகு போட்டு வெடித்ததும், மஞ்சள் பொடி மற்றும் பெருங்காயப் பொடி சேர்த்து ஆறவிடவும்,

5. இந்த தாளிப்பை இஞ்சி மஞ்சள் கலவையுடன் சேர்த்து நன்கு கிளறி பரிமாறவும்.

இந்த தயாரிப்பை நிறைய செய்து குளிர்சாதனப்பெட்டியில் ஒருமாதம் வரை வைத்திருக்கலாம். அல்லது அவ்வப்போது தயார் செய்துக் கொள்ளலாம். கர்ப்ப காலம் முழுவதும் சாப்பாட்டில் சேர்த்துக் கொள்ளலாம்.

மூன்றாம் மும்மாத காலம் (T3)

இது இல்லாமல் என்னால் ஜீவித்திருக்க முடியாது என்ற ஒன்று இருக்குமானால் அது என்னுடைய வேலைகள் தான். நான் அனைத்தையும் என் வேலைகளை ஒட்டியே திட்டமிட்டுள்ளேன். யாரை திருமணம் செய்துக்கொள்வது, எங்கே வாழ்க்கையை வாழ்வது, எப்போது கர்ப்பம் தரிப்பது என்று அனைத்துமே. IIM-A எனக்கு விருதுகள் கொடுக்கலாம், அல்லது மாணவிகளுக்குத் திருமணத்திற்குப் பிறகும் தங்கள் அலுவலகப் பணிகளைத் தொடரலாம், அதில் சாதனைகள் செய்யலாம் என்று உரை நிகழ்த்த அழைக்கலாம். எதுவானாலும் அனைத்தும் என்னுடைய கட்டுப்பாட்டிற்குள் தான் இருக்கும். தாண்டக்கூடாத எல்லைகள் இருந்தன, என் மாமியார், என் தாயார் அவற்றை தாண்டாமல் இருக்க கற்று இருந்தனர். நான் கருவுற்று இருக்கிறேன் என்பதற்காக, முக்கியமான அயல்நாட்டு பயணத்தின் போது, என்னுடைய முதலாளி என்னை ஒதுக்கிவிடாமல் இருக்க கற்று இருந்தார். என்னுடைய கட்டுக்குள் வராத ஒரு விஷயம் என்னவென்றால், தவிர்க்க முடியாத சாலைப் போக்குவரத்து தான். போவாய் (Powai) லிருந்து JVLR வரையிலான பயணம் நான் எதிர்பார்த்ததைவிட அதிக நேரம் எடுத்துவிட்டது. வீட்டிற்கு சென்று சிறுநீர் கழிக்கலாம் என்று திட்டமிட்டிருந்தேன். காரை நிறுத்திவிட்டு, எலிவேட்டரில் பயணித்து, இரண்டு கதவுகளைத் திறந்து-ஒன்று வீட்டின் வெளிக்கதவு, மற்றொன்று பாத்ரூம் கதவு-ஒருவழியாக உள்ளே சென்று உட்கார வேண்டும். ஆனால் இன்று, நான் மிகவும் கவனமாகப் போட்ட நேரக்கணக்கு தவறிப் போய்விட்டது. என்னுடைய சிறுநீர்பை நிரம்பிவிட்டது, கட்டுப்பாட்டை இழந்து கொண்டிருக்கிறது, நான் என் உடையிலேயே இன்னும் கழித்துவிடவில்லை, அடிவயிற்றில் பாரம் உணர ஆரம்பித்துவிட்டேன். ரினைசன்ஸ் ஹோட்டல் அருகே சாலை சிக்னலில் மஞ்சள் வந்ததுமே கடந்து சென்றேன்-செய்திருக்கக் கூடாது, போக்குவரத்து போலீஸின் குறுக்கீட்டை எதிர்பார்த்தேன். நான் ஏற்கனவே சொல்லிவிட்டேன், நான் என் கட்டுப்பாட்டை இழந்து கொண்டிருக்கிறேன் என்று.

போலீஸ்காரர் என்னைக் கை காட்டி நிறுத்தச் சொன்னார். ஆனால் சட்டமும் கூட (பிலாயிலுள்ள மக்களும், சட்டத்தை பெரிதும் மதிக்கும் என் பெற்றோர்களும் என்னை நினைத்து வெட்கப்படுவார்கள்), இன்று என்னை நிறுத்தப் போவதில்லை. நான் அதிவேகமெடுத்து அவரைக் கடந்தேன். நான் உணருவதற்குள் அவர் மோட்டர் பைக்கில் என்னைத் தொடர்ந்தார். ஏதோ ஆக்ஷன் திரைப்படம் போல, நான் மகா வேகத்தில் சென்று கொண்டிருந்தேன் எனக்கே தெரியவில்லை என் கார் என்ன செய்யும் என்று, அவரும் என்னைப் பிடிக்க பல்வேறு யுக்திகளை பயன்படுத்தினார். நான் முடிந்துவிட்டது என்று உணர்ந்த போது, அவர் தன் வாகனத்தை என் காருக்கும் முன்னால் கொண்டு வந்து நிறுத்தி என் கார் கண்ணாடியில் தட்டி ஓசை எழுப்பினார்.

எனக்கு வேறு வழி தெரியவில்லை. கண்ணாடியை இறக்கினேன். ''உங்களுக்கு பைத்தியமா என்ன?'' அவர் கேட்டார். ''பைத்தியம் இல்லை. கர்ப்பிணி, ரொம்பவும் அவசரமாக சிறுநீர் கழிக்க வேண்டியிருக்கிறது,'' என்றேன். அவர் தலை குனிந்து, ''மன்னித்துவிடுங்கள், என்னால் நீங்கள் மிக அதிக ரிஸ்க் எடுக்க வேண்டியதாகி விட்டது. நம்முடைய தேசம் பணம் செலவழிக்கத் தேவையில்லாத (கிரடிட்/டெபிட் கார்டுகள் மட்டுமே) தேசம் ஆகிவிட்டது, ஆனால் பெண்களுக்கென கழிப்பறைகள் இல்லை,'' என்று அவர் சொன்னது என் காதில் விழுந்தது. அப்படித்தான் இருக்க வேண்டும் என்று நினைக்கிறேன். ஏனென்றால் அதற்குள் நான் என் கட்டுப்பாடுகளை இழந்துவிட்டிருந்தேன். எல்லாவற்றிலும். உணர்ச்சியில், வாழ்க்கையில், இன்னும் சொல்லப்போனால் இப்போது என் சிறுநீர் பையில். நான் அடக்கமுடியாத அளவுக்கு விசும்பி விசும்பி அழுதேன், நானே முன்பின் கேட்டறியாத சப்தங்களுடன். நம்ப முடியவில்லை இல்லையா? ஸ்டியரிங் வீல் என் முகத்தின் பாரத்தை மேலும் தாங்குவதற்கு இயலாமல் ஹாரன் ஒலியை எழுப்பியது. ''யாருக்காவது போன் பண்ணனுமா மேடம்? உங்கள் விலாசம் என்ன?'' என்றார். நான் நிமிர்ந்து என் கண்ணீரைத் துடைத்துக்கொண்டு, ''சார், பரவாயில்லை. நான் இப்போது சரியாகத்தான் இருக்கிறேன். வீடு அருகில் தான் இருக்கிறது. நான் போய் விடுவேன்,'' என்றேன். அவர் நகர்ந்து தன் பைக் நோக்கி நடந்து, என் காருக்கு வழி கொடுத்துவிட்டு, நான் என் வீட்டிற்கான சாலை திரும்பும் வரையில், சிறிது தூரத்தில் என் வாகனத்தை பின் தொடர்ந்து விட்டு திரும்பிச் சென்றார்.

சரி. நாம் இப்போது கேள்விகளுக்கு செல்லுவோம்:

மூன்றாவது மும்மாதத்தில் (T3) அடிக்கடி தோன்றும் கேள்விகள்

1. எனக்கு தூக்கமே வரவில்லை, நான் என்ன செய்வது?

கடைசி வாரத்தில் மனதில் பரபரப்பு, படபடப்பு, பொறுமையின்மை என்று எல்லாம் ஏற்படுவது இயற்கையே. ஏனென்றால் சீக்கிரம் குழந்தை வெளியே வரவேண்டும் என்று நினைக்கிறீர்கள், ஆனால் அப்படி வரப்போவதில்லை என்று உங்களுக்குத் தெரியும். உண்மை

என்னவென்றால், ஹார்மோன்கள் இருப்பதற்கு மென்மையான நிலை அந்தப் பருவம். மாலை நான்கு மணிக்கு மேல் கூடுதலாகக் குடித்த ஒரு கோப்பை காபி, மதிய உணவுக்குப் பிறகு சின்ன சாக்லெட், மாமியாரின் வாட்ஸ் அப் முகப்பு படம் எல்லாமுமாக உங்களைத் தூங்க விடப்போவதில்லை. தூக்கமின்மையால் உங்கள் முகம் ஊதிப்போய் காணப்படும், எரிச்சலாக இருக்கும், பொதுவாகவே ஆர்வமற்றவராய் காணப்படுவீர்கள். எனவே உங்களுக்கு நீங்களே ஒரு உதவி செய்து கொள்ளுங்கள்-அமைதியாக இருந்து, தூங்கி விடுங்கள். அதற்கு உதவக் கூடியவை:

- உங்கள் காதில் விழும் முன்னுக்குப்பின் முரணான அனைத்து ஆலோசனைகளையும் புறந்தள்ளி விடுங்கள்.
- சாப்பாட்டை மிகவும் அமைதியாகவும், உங்கள் கைகளினால் சாப்பிடுங்கள். ஸ்பூன் தவிர்க்கவும். உங்கள் விரல்களுக்கும் உங்கள் வயிறு அடைந்த திருப்திக்கும் ஒரு தொடர்பு இருக்கும்.
- தொடர்பு சாதனங்களின் பயன்பாட்டை கொஞ்சம் கட்டுப்படுத்திக் கொள்ளுங்கள். ஒவ்வொரு நாளும் குறிப்பிட்ட நேரத்தில் முப்பது நிமிடங்கள் மட்டுமே உங்கள் போனில் சமூக வலை தளங்களை பாருங்கள். கண்ட கண்ட விளையாட்டுகளில் மணிக்கணக்கில் ஈடுபட வேண்டாம். அதுவும் இரவு சாப்பாட்டிற்கு பின்னர் வேண்டவே வேண்டாம்.
- உங்கள் பாதத்திற்கு கோகம் வெண்ணெய், மூக்கிற்கு நெய் துளிகள், வயிற்றில் தடவுவதற்கு ஓமம் கலந்த நெய் ஆகியவை கலைந்த தூக்கத்தை சீரமைப்பதற்கு பெரிதும் உதவும்.
- பாலில் ஊறவைத்த முந்திரிபருப்புடன் கூடிய ஒரு கோப்பை பாலில் மஞ்சள் பொடி, ஜாதிக்காய் பொடி ஆகியவை கலந்து குடிப்பது இரவுக்கான நல்ல உணவு மட்டுமல்லாமல் எதிர்ப்பு சக்தி கூட்டவும், ஹார்மோன்களை ஒழுங்குபடுத்தவும் உதவும். உடல் ஊதிப்போவதையும் தடுக்கிறது.
- பகலில் சிறிது தூங்குவது உடம்புக்கு நல்லது என்றாலும் அதிக நேரம் தூங்கிவிடக் கூடாது.
- உங்கள் உடலையும் உங்கள் படுக்கையறையையும் குளிர்ச்சியாக வைத்திருக்கவும். படுக்கைக்கு போகும் நேரத்திற்கு சிறிது முன்னதாகவே குளிர்சாதனப் பெட்டியை இயக்கி விடுங்கள். குளிர்ச்சியாவதற்காக நீங்கள் காத்திருக்க வேண்டியதில்லை.
- உடற்பயிற்சி செய்யுங்கள். இதன் மூலம் ஏற்படும் ரத்த ஓட்டமும், ஹார்மோன் சமநிலையும் நல்ல தூக்கம் கிடைக்கவும் உதவும்.

2. பொய்யான, உண்மையான பிரசவ வலிகளை நான் எவ்வாறு கண்டறிவது?

ஒவ்வொரு முறை கண்ட்ராக்ஷன் (contraction) ஏற்படும் போதும் அதனை பிரசவ வலியாக நினைத்துக் கொள்வது இயற்கையே. அதுவும் உங்களுக்கு முதல் பிரசவம் என்றால், உங்களின் மகப்பேறு மருத்துவர் இதுபற்றி உங்களுக்கு நன்றாக விளக்குவார், எனவே இதுபற்றி அவசரமற்ற பேச்சு வார்த்தையை நிகழ்த்தி தெரிந்து கொள்ளுங்கள். நன்றாக வலி வரத் தொடங்கியதும் மருத்துவமனை சென்றால் உங்களுக்கு நல்லது, ஏனென்றால் உங்கள் மகப்பேறு மருத்துவர் உங்கள் கருப்பைவாய் நன்றாக விரிந்து கொடுத்த பிறகு தான் உங்களை வந்து பார்ப்பார். நர்ஸ்களும் செவிலிகளும் உங்களின் வலியைப் பகிர்ந்துக் கொள்ளப் போவதில்லை. எனவே உங்கள் மருத்துவரிடமே நீங்கள் எப்போது மருத்துவமனைக்கு வந்து சேர்ந்து கொள்ள வேண்டும் என்று கேட்டு வைத்துக் கொள்ளுங்கள்.

3. எனக்கு பிரசவ கால சர்க்கரை நோய் இருந்திருக்கலாம், அப்படியானால் நான் அதற்கான மாத்திரைகளை சாப்பிட வேண்டுமா?

- பிரசவ கால சர்க்கரை நோய் (Gestational Diabetes) இருப்பதாக நீங்கள் முடிவு செய்யும் முன்பாக இன்ன பிற முக்கிய பரிசோதனைகளை செய்து ட்ரைகிளிசரைடு (triglycerides) எவ்வாறு இருக்கிறது? என்று பாருங்கள். வைட்டமின் B12, D, ஆகியவற்றின் நிலையையும் அறிந்து கொள்ளுங்கள். வீக்கம், கட்டி போன்றவற்றிற்கான அறிகுறிகள் தென்படுகிறதா என்று கவனியுங்கள். பிரசவ நேரத்தில் பிரச்சினைகள் ஏற்பட்டதற்கான குடும்ப பாரம்பரியம் இருக்கிறதா? என்று பாருங்கள். எல்லாம் எல்லைக்குள் இருக்கின்றன என்றால் கர்ப்ப கால சர்க்கரை என்பது தற்காலிக அறிகுறியே.

- எல்லா மருத்துவ சோதனைகளும் எல்லைக்குள் இருந்துவிட்ட தென்றால், க்ளுகோஸ் சேலன்ஞ் டெஸ்ட் (GCT) செய்து பார்த்துவிடவும். நீங்கள் சரியான உணவினை தொடர்ந்து சாப்பிடுகிறவர் என்றாலும், முறைப்படி உடற்பயிற்சிகள் செய்பவர் என்றாலும் இந்த சோதனை குறியீடுகள் இருக்கவேண்டிய அளவுக்குள் தான் இருக்கும்.

- ரத்த சர்க்கரையின் அளவினைக் குறைக்கும் மருந்துகள் நல்ல பாக்டீரியாக்களை பாதித்துவிடுவதோடு, வைட்டமின் B12, D ஆகியவற்றின் சேகரிப்பையும் பாதித்துவிடும். எனவே இத்தகைய மருந்துகளை சாப்பிடும் முன்பு இங்கு குறிப்பிட்டவைகளை கவனித்தில் கொள்ளவும்.

- நல்ல தூக்கமும், மன அழுத்தமற்ற நிலையும், சர்க்கரையின் அளவை நிரந்தர அளவில் வைத்திருக்க உதவும், எனவே கணவர்,

அலுவலக அதிகாரிகள் ஆகியோர்களுடன் சண்டையிடுவதை தவிர்த்துவிடவும். உணர்ச்சிவசப்படுவது உங்களை மிகவும் பாதிக்கும்.

- இரவு படுக்கைக்கு முன்பு கையில் பால் கோப்பையை ஏந்துங்கள். இயந்திரங்களைக் கைவிடவும். கைப்பேசி செய்திகளைப் படிப்பது உங்கள் ரத்த சர்க்கரை அளவில் பாதிப்பை ஏற்படுத்தும், ஒரு கோப்பை பால் அருந்துவது அமினோ அமிலங்கள், முக்கிய கொழுப்பு அமிலங்கள் ஆகியவைகளின் ஆரோக்கிய நிலை ரத்த சர்க்கரையின் அளவை கட்டுக்குள் இருக்க வைக்க உதவும்.

- உள்ளூர வியாபிக்கும் பயம் மற்றும் படபடப்பு ஆகியவைகளும் உடலில் சர்க்கரையின் அளவை பாதிக்கும். எனவே கண்டதையும் எதிர்பார்த்து அநாவசியமாக பயப்படாதீர்கள். ரத்த சர்க்கரை உங்கள் வாழ்க்கை முறை செயல்பாட்டிற்கு மிக அழகாக வளைந்து கொடுக்கும்.

4. நான் ரத்த சர்க்கரை பாதிப்புகளுக்கு உள்ளாகக் கூடிய அபாயம் இருப்பதாக என் மருத்துவர் கூறுகிறார். நான் என்ன செய்ய வேண்டும்?

நீங்கள் செய்ய வேண்டியவைகள்:

- நீங்கள் சாப்பிடும் சாதம் பருப்பு-சாதத்திலோ, சப்பாத்தியிலோ ஒரு ஸ்பூன் நெய் சேர்த்துக் கொள்வது ரத்த சர்க்கரைக்கு உதவும்.

- உங்கள் உணவில் ஊட்டச்சத்துக்கள் சரியாகக் கிடைக்குமாறு பார்த்துக் கொள்ளுங்கள். சிறுதானியங்கள் பருப்புவகைகளை சேர்த்துக் கொள்ளவும்.

- உங்கள் சாப்பாட்டினை சிறுசிறு பகுதிகளாகப் பிரித்துக்கொண்டு நன்றாக மென்று சாப்பிடவும், முக்கிய கொழுப்புச் சத்துகளை அவசியம் சேர்த்துக் கொள்ளவும் மதிய உணவு அல்லது இரவு உணவில் கண்டிப்பாக சூரியகாந்தி விதை சட்னி அல்லது வேர்க்கடலை சட்னி அல்லது ஊறுகாய் சேர்த்துக் கொள்ளவும்.

- தேங்காய் லட்டு, எள் அல்லது வேர்கடலை மிட்டாய் பன்னீர் அல்லது பாதாம் போன்ற கொட்டை வகைகள் சர்க்கரை அளவுக்கு பெரிதும் உதவும்.

- அவ்வப்போது உடலை சிறுசிறு அசைவுகளுக்கு உள்ளாக்குவது இன்சுலின் உணர்திறனை அதிகரிக்கும். திசுக்கள் சர்க்கரையை க்ரகித்துக் கொள்ள உதவும்.

- அதிக ஊட்டச்சத்து கொண்டதாக இருந்தாலும் உள்ளூர் உணவுகளை சாப்பிட மறந்து விடாதீர்கள். அவை ஃபோலிக்

அமிலம், வைட்டமின் B12, தாதுப்பொருள்கள் போன்ற நுண்ணிய ஊட்டச்சத்துக்கள் நிறைந்ததாக இருக்கக்கூடும். இது இரும்புச்சத்து சேருவதற்கும், ஊட்டச்சத்துக்கள் சேருவதற்கும் உதவுகிறது. இதன் காரணமாக ரத்த சர்க்கரையின் அளவு குறைக்கவும் செய்கிறது.

5. நான் பிரசவம் சுலபமாக இருப்பதற்காக எப்போது வீட்டு வேலைகள், குறைந்தபட்சம் என்னுடைய அறையை சுத்தம் செய்ய ஆரம்பிப்பது?

பெருக்கித் துடைப்பது பற்றி நாம் சற்று சிறந்த கோணத்தில் சிந்திப்பது நல்லது. ஒரு சில காலங்கள் முன்பு பெண்களுக்கு தினப்படி வேலைகள் இருந்தன, அப்படியென்றால், அதனைத் தொடர்ந்து செய்ய வேண்டும் என்பது தான் சொல்ல வேண்டிய செய்தி. ஆனால் இன்றைய காலகட்டத்தில் நமக்கு தினப்படி வேலை என்பது அலுவலகம் செல்வது, அதற்கான தினப்படி வேலைகளை செய்வது, கூந்தலை உலர் இயந்திரம் கொண்டு உலர்த்திக் கொள்ளுவது-அதனால், பிரசவ நாளை எதிர்நோக்கி தவிப்பதை காட்டிலும் தினப்படி வேலையை செய்துக்கொண்டும், அன்றாட வாழ்கையை நடத்துவதும் மிக அவசியம். இதனிடையே பெருக்கித் துடைப்பது உங்கள் அன்றாட வேலைகளில் ஒன்றாக இருக்கவில்லை என்றால், இப்போது அதனை செய்ய வேண்டாம்.

6. நான் மீண்டும் எப்போது என் முந்தைய உடல் வாகினைப் பெறுவேன்?

உங்களின் பழைய உடல் அமைப்புக்குத் திரும்புவது என்பது ஒரு பெரிய விஷயம் இல்லை, ஆனால் உங்கள் மனதளவில் நீங்கள் எவ்வாறு உணருகிறீர்கள் என்பது தான் முக்கியம். கர்ப்பத்துக்கு முன்பான உடல் வாகினை, பிரசவம் ஆன உடனேயே பெற்று விடுவீர்கள். நான்கு அல்லது ஆறு மாதங்களுக்குப் பிறகு, உங்கள் பழைய உடைகளை நீங்கள் அணிந்து கொள்ள முடியும். அந்த காலகட்டத்தில் உங்கள் குழந்தையே மூன்று நான்கு கிலோ எடை இருக்கும். உங்கள் எடையில் நான்கு கிலோ உபரி நீர்களும் ரத்தத்தின் அளவும், கருப்பை மற்றும் தொப்புள் கொடியின் எடை சுமார் இரண்டு கிலோவும், ஒரு கிலோ எடை உங்கள் மார்பகங்களின் உபரி திசுக்களும், 1-4 கிலோ உங்கள் உடல் தாங்கும் கொழுப்பும் உபரி ஊட்டச்சத்துக்களும் ஆகும். கொழுப்பு தவிர பெரும்பாலான எடைகள் நீங்கள் பிரசவிக்கும் மேஜை மீது பிரசவம் ஆன உடனேயே வெளியே வந்துவிடும். எஞ்சியுள்ள கொழுப்பு மெதுவாகக் கரையும். இந்த நேரத்தில் மிகவும் முக்கியமான விஷயம் தாய்-சேய் இருவரின் ஆரோக்கியம் மட்டுமே, மற்றவை அனைத்தும் அதன் பிறகே. எதிர்ப்பு சக்தியை கூட்டுகிறது, உபரி ஆரோக்கியத்திற்கு உதவுகிறது, உடல் சீதோஷ்ண நிலையை பாதுகாக்கிறது, பிரசவத்திற்குப் பிறகு தாய் பால் சுரப்பதற்கு உதவுகிறது. எடை குறைக்க வேண்டும் என்பதற்காக அவசரப்படத் தேவை இல்லை; உடல் மாற்றங்களுக்கு உட்பட்டது. நடிகை கரீனாவைப் போல் சந்தோஷமாக அனுபவியுங்கள்.

கர்ப்ப காலக் குறிப்புகள்

7. என் மறைவிடத்தின் முடிகளை அகற்ற வேண்டுமா?

அநேகமாக அனைத்து மருத்துவமனைகளிலும் அவர்களே உங்களுக்கு இதனை செய்து விடுவார்கள். மருத்துவமனை செல்வதற்கு முன்பு, உங்கள் தனியிடத்தில் வீட்டிலேயே கூட நீங்கள் செய்துக் கொள்ளலாம்.

8. எனக்கு பயமாக இருக்கிறது. என் குழந்தைக்கு எல்லாம் நல்லபடியாக நடக்குமா என்று?

பயம் வேண்டாம். இயற்கை உங்கள் குழந்தையின் பக்கத்தில் இருக்கிறது. எதுவும் நடந்துவிடாது. எனவே நிம்மதியாக மூச்சு விட்டு சந்தோஷமாக இருக்கவும்.

மூன்றாம் மும்மாதத்திற்கான (T3) சிறந்த மூன்று உணவுகள்

இந்த காலகட்டம் மிகவும் சோர்வாகவும் பொறுமையை சோதிப்பதாகவும் இருக்கும். ஒரு பக்கம் எல்லாம் முடிந்து போக வேண்டும் என்று நினைப்பீர்கள், மறுபக்கம் எல்லாம் முடிந்து விட்டாலும் எதுவும் முந்தைய காலகட்டம் போல் இருக்கப் போவதில்லை என்றும் உணருவீர்கள். உங்கள் குழந்தை உங்கள் வாழ்க்கையை முழுவதுமாக மாற்றிவிடும். அதனுடைய ஆரோக்கியம், பாதுகாப்பு மற்றும் நல்லபடியாக வளர்க்க வேண்டுமே என்ற சிந்தனை ஆகியவை தவிர வேறு எதுவும் பெரியதாகத் தெரியாது. அடுத்த ஆறு மாதங்கள் மிகவும் பரபரப்பாக இருக்கும். பிரசவம், தாய்ப்பால் கொடுக்கும் முயற்சிகள், இரவு கண் விழித்தல், அவ்வப்போது சமாளிக்க வேண்டிய பலதரப்பு ஆலோசனைகள், கணவரின் பங்கேற்றல் பற்றிய சந்தேகங்கள் என்று பலவிதமான விஷயங்களில் மூழ்கிப் போய் விடுவீர்கள். எனவே சகோதரிகளே உங்கள் மனதையும் உடலையும் ஆரோக்கியமாக வைத்திருக்க உதவும் உணவு வகைகள் இதோ.

உணவு 1: மஞ்சள்

மேற்கத்திய நாடுகள் கூட இதன் அருமையை, மருத்துவ குணத்தை உணர்ந்து கொண்டு விட்டன. இதிலுள்ள குர்குமின் (Curcumin) கலவை மூளைச்சிதைவு ஏற்படுவதை தடுக்கிறது என்பதையும் இதன் எதிர்ப்புசக்தி திறனையும் அறிந்து கொண்டதினால் இதனை உரிமை கொண்டாடுவதற்கான யுத்தங்கள் நடக்கின்றன. இந்தியாவில் மஞ்சள் பசுமையாகவும் உலர்ந்ததாகவும் பயன்படுத்தப்படுகிறது. பல வகைகளிலும் உடலுக்கு உள்ளேயும் வெளியேயும் பயன்படுத்தப்படுகிறது. இது கண்கள் களைப்படையாமல் இருத்தல், இருதய பாதுகாப்பு, நரம்புகளின் ஆரோக்கியம் என்று சொல்லிக் கொண்டே போகலாம். எனவே இதனை தவிர்த்து விடாதீர்கள், அலட்சியப்படுத்தி விடாதீர்கள். அதற்காக கடுகளவு பயன்படுத்தாதீர்கள். முழு உணவாகவே உட்கொள்ளுவது சிறந்தது. நாம் சிலரைப் போல் பச்சை காய்கறிகள் கலந்த சாலடுகளை உண்டு, மஞ்சள் மாத்திரைகளை உட்கொள்ள வேண்டாம். அது மட்டுமல்ல மஞ்சள்

மன அழுத்ததை குறைக்கும் திறனும் கொண்டது என்பதை மறந்துவிட வேண்டாம்.

எப்படிப் பயன்படுத்துவது:

- சமையல் செய்யும் பொருள்கள் அனைத்திலும் எப்போது எந்த அளவிற்கு சேர்க்க வேண்டும் என்பதை வீட்டிலுள்ள பெரியவர்களிடமிருந்து கேட்டு/கற்று தெரிந்து கொள்வது நல்லது.

- இளம் மஞ்சள், குறுத்து மஞ்சள் கிடைக்கும் போது வாங்கி ஊறுகாய் போட்டு வைத்துக் கொள்ளலாம். டீ மற்றும் பாலில் சேர்த்துக் குடிக்கலாம்.

- கடலைமாவு அல்லது பயத்தமாவு (பச்சை பாசிப்பருப்பு) ஆகியவற்றுடன் சிறிதளவு மஞ்சள் பொடி கலந்து உடலில் தேய்த்துக் குளிப்பது மிகவும் நல்லது-முக்கியமாக நிறம் மாற்றம் மற்றும் பிரசவத்திற்கு பிறகு வயிற்றில் கோடு விழுவதை தவிர்க்க.

உணவு 2: பாசிப்பருப்பு - பச்சைப்பயறு இரண்டும்.

அனைத்து பருப்பு வகைகளிலும் மிகவும் சாத்வீகமானது பாசிப்பருப்பு. நீங்கள் எப்போதாவது ஆஸ்ரம வாழ்க்கை வாழ்ந்திருந்தாலும், அல்லது யோகா விடுமுறைகள் அனுபவித்திருந்தாலும் உங்களுக்கு இந்த வகை பருப்பு தான் வழங்கப்பட்டிருக்கும். மிகவும் சுலபமாக ஜீரணிக்கக் கூடியது என்பதால் நமது பாட்டிமார்களின் மிகவும் விருப்பமான ஒன்றாக இருந்து வந்துள்ளது. அது மட்டுமல்லாமல் இதன் ஊட்டச்சத்து திறன் அபாரமானது-ஃபோலிக் அமிலம், வைட்டமின் B6, தாதுப்பொருள்கள், புரதம் ஆகியவை நிறைந்தது. வாயுத்தொல்லை ஏற்படுத்தாத பருப்புவகை இது. அதுவும் கர்ப்பிணிகளுக்கு மிகவும் உகந்தது. கொழுப்பு எரிப்புக்கும், சிதைவுகளை தடுக்கும் திறன் கொண்டது. சர்க்கரை வியாதி, ரத்த அழுத்தம் மற்றும் புற்றுநோய் தடுக்கக் கூடியது.

எப்படிப் பயன்படுத்துவது?

- பச்சைப்பயறை இரவே ஊறவைத்து முளைகட்டி சமைக்கலாம். மிக அதிக ஊட்டச்சத்து கிடைக்கும்.

- பாசிப்பருப்பைக் கொண்டு பொங்கல், கிச்சடி போன்று பலவகை உணவு தயாரிக்கலாம்.

- நொறுக்குத் தீனியாக பல பலகாரங்கள் செய்து சாப்பிடலாம். சந்தைப் பொருட்களை சாப்பிடுவதை நிறுத்திவிடலாம்.

உணவு 3: சாதம்

கைகுத்தல் அரிசி, அதிகம் பாலீஷ் செய்யப்படாத அரிசி, புழுங்கல் அரிசி (முற்றிலும் பாலீஷ் செய்யப்படாத பிரௌன் ரைஸ் வேண்டாம்) சாப்பிடவும். உங்கள் அக்கம் பக்கத்தில் கிடைக்கக்கூடிய அரிசி வகையை சாப்பிடவும். சாதாரண கடையில் இருந்து வாங்கி வரவும். அதற்காக தயவு செய்து முணுமுணுக்காதீர்கள். துபாயிலிருந்தும் அமெரிக்காவிலிருந்தும் குழந்தைக்கு நாப்கின்கள் ஆர்டர் செய்ய உங்களால் முடியும் என்றால் உங்கள் அருகிலுள்ள கடைக்கும் சென்று வரலாமே. அரிசி பற்றிய நூறு வகையான கருத்துக்களைப் பற்றி கவலைப் படாதீர்கள். க்ளைசெமிக் குறியீடுகளில் மத்தியமாகவே இருக்கும். மேலும் இத்துடன் தாவரப் புரதங்களான பருப்புகள், சிறுதானியங்கள் சேர்த்து, அத்துடன் நெய்யும் கூட்டித்தான் சாப்பிடப் போகிறீர்கள். கவலையில்லை. முட்டை கறி சாதம் அல்லது அசைவ பிரியாணி கூட GI அளவில் குறைவாகத் தான் இருக்கும். அரிசியிலுள்ள மாவுச்சத்து உங்கள் குழந்தைக்கு தாய்ப்பால் சுரக்க பெரிதும் உதவக்கூடியது. ஆன்மீக ரீதியாக நெல் என்பது ஆரோக்கியத்தையும் செழிப்பையும் குறிக்கின்ற ஒரு தானியம் ஆகும்.

எப்படிப் பயன்படுத்துவது?

- அரிசியை சாதமாக சமைத்து குழம்பு, ரசம், பருப்பு, தயிர், பால் ஆகியவைகளுடன் சேர்த்து சாப்பிடலாம். பொங்கல், கிச்சடி என்று சமைத்து சாப்பிடலாம்.
- கஞ்சி போன்று செய்து சாப்பிடுவது, அதன் வைட்டமின் B சத்தை தக்க வைத்துக் கொள்ளவும் சுலபமாக ஜீரணிக்கவும் உதவுகிறது.
- முதல் நாள் மிஞ்சிவிட்ட சாதத்தில் சில தாளிப்புகள் செய்தும், மோர் சேர்த்தும் அருமையான காலை ஆகாரமாக சாப்பிடலாம்.

மூன்றாம் மும்மாத காலத்திற்கான (T3) உணவுத்திட்டம்:

நேரம்	உணவு	குறிப்புகள
உணவு 1 - அதிகாலை	இரவில் ஊறவைக்கப்பட்ட பாதாம், உலர் பழங்கள், புதிய பழங்கள்	நாளின் ஆரம்பத்தில் இனிப்புடன், தாதுப்பொருள் நிறைந்த உணவு என்று ஒரு கலவை செய்து உண்ணவும்.
உணவு 2 - காலை உணவு+வைட்டமின் B காம்ப்ளெக்ஸ்/பிரசவ கால வைட்டமின்கள்	வீட்டில் தயாரித்த உணவு/ கம்பு/கேழ்வரகு கஞ்சி	தேனீரை, உறங்கி எழுந்து இரண்டு மணி நேரம் கழித்து குடிக்கவும்.
உணவு 3 - பின் காலை	இளநீர், கோகம் அல்லது எலுமிச்சைச்சாறு/நீரா	நீர்ச் சத்துடன் இருங்கள்.

நேரம்	உணவு	குறிப்புகள
உணவு 4 - மதிய உணவு +ஆளி விதைகள்/ ஒமேகா3/வைட்டமின் B12	ரொட்டி+காய்கறிகள் +இளம் மஞ்சள் ஊறுகாய் (அ) சாதம்+பருப்பு/ கிச்சடி/தயிர் சாதம்/முளை கட்டிய சமைத்த பச்சை பயறு	கோதுமை/ராகி/ கம்பு மாவில் செய்த ரொட்டியாக இருக்கலாம். வாரம் இரு முறை இளம் மஞ்சள் ஊறுகாய் சாப்பிடவும். 2 ஸ்பூன் நெய் சேர்க்கவும்
உணவு 5 - பின் மதியம்	ரவை/தேங்காய் லட்டு/பொட்டுக் கடலை/வேர்க்கடலை மிட்டாய்/சீசனில் கிடைக்கும் பழங்கள்	வீட்டில் தயாரிக்கப்பட்ட நெய், பருப்புகள் முக்கிய கொழுப்பு அமிலம் கலந்த லட்டுகளை சாப்பிடவும்.
உணவு 6 - மாலை 5-6 மணிக்கு	வீட்டில் தயாரித்த சத்தான டிபன்/அவல்-தயிர், பன்னீர் டோஸ்ட், ராகி தோசை/பழம் பால் கலவை	முழுமையான உணவு, டீ/காபி வேண்டாம். உங்கள் பசிக்கு ஏற்றபடி சாப்பிடுங்கள் இரவு உணவை எளிமையாக முடித்துக் கொள்ளுங்கள்.
உணவு 7 - இரவு உணவு கரோடின் கலவை+C வைட்டமின்.	அரிசி கஞ்சியில் மஞ்சள், பெருங்காயம், கருப்பு உப்பு, பிடிக்கும் என்றால் கொஞ்சம் பருப்புத் தண்ணி. சாதம்-பருப்பு அல்லது கிச்சடி அல்லது ரொட்டி-காய்கறி பருப்பு	உங்கள் பசிக்கு ஏற்றவாறு கஞ்சி அல்லது முழு இரவு உணவு எடுத்துக் கொள்ளவும். இரண்டும் சரியான உணவு தான்.
உணவு 8 - படுக்கைக்கு முன்+கால்ஷியம் சிட்ரேட் 1000mg	மஞ்சள் பொடி, சர்க்கரை கலந்த பால்.	தூக்கம் பிரச்சினை என்றால் ஜாதிக்காய் பொடி, முந்திரி சேர்த்துக் கொள்ளவும். கால் வீக்கம், களைப்பு என்றாலும்.

T3 க்கான முக்கிய குறிப்புகள்:

- *இந்த காலகட்டத்தில் எடை அதிகரிப்பதை எதிர்பாருங்கள். இதனால் சரியான உணவுப் பழக்கமும், முறையான உடற்பயிற்சியும் அவசியம்.*
- *உங்கள் பாதத்தில் வீக்கம் ஏற்பட்டால், முடிந்த வரையில் காலை மேலே தூக்கி வைத்துக் கொள்ளவும். யோகாசனங்களை முறைப்படி பயிற்சி செய்யவும்.*
- *உள்ளூர் காய்கறிகளையும் சட்னி வகைகளையும் உள்ளூர் தயாரிப்புகளையும் சாப்பிட பழகுங்கள். இது ரத்த சர்க்கரையின்*

அளவினை மெதுவாக நிரந்தரமாக இருக்க உதவும், நாள் முழுவதும் புத்துணர்ச்சியுடன் இருக்க உதவும்.

- காபி, டீ போன்ற பானங்களை அதிகம் குடிக்க வேண்டாம். குறிப்பாக மாலை வேலைகளில், தூக்கத்தை கெடுக்கும்.

- இரவு வெகுநேரம் கண் விழித்திருப்பதையும், தொலைக்காட்சி, திரைப்படம் பார்ப்பதையும் திரை அரங்குகளில் சினிமா பார்ப்பதையும் தவிர்த்துவிடுங்கள். அப்படியே பார்க்கவேண்டும் என்று விரும்பினாலும் மதிய மாலை காட்சிகளுக்கு செல்லவும் கையோடு வீட்டில் தயாரிக்கப்பட்ட பலகாரங்களை எடுத்துச் செல்லவும். திரையரங்குகளில் விற்கும் பொருள்கள் அறவே வேண்டாம்.

- நீர்ச்சத்துடன் இருப்பதற்கு முயற்சி செய்யுங்கள், பதப்படுத்தப்பட்ட உணவுகள் மற்றும் பாக்கெட் செய்யப்பட பானங்கள் உங்கள் நீர்ச்சத்தை குறைத்துவிடும்.

- மிகவும் இறுக்கமான உடைகளை தவிர்த்து, சற்றே தளர்வான, ஆடைகளை, காற்றோட்டமாக இருக்கும் வகையிலான ஆடைகளை அணிந்து கொள்ளுங்கள்.

- சிகரெட் புகை, மதுபானங்களின் நெடி ஆகியவை சூழ்ந்துள்ள இடங்களுக்கு செல்ல வேண்டாம்.

- உங்கள் கால்கள் அல்லது முதுகில் வலி இருந்தால், 1000 மி.கிராம் வைட்டமின் D எடுத்துக் கொள்ளவும்.

- இந்தக் காலகட்டத்தில் களைப்பாகவும், சற்றே பாரமாகவும் உணர்வது இயற்கை தான். எனவே உடற்பயிற்சியை அதற்கு ஏற்றாற்போல் செய்யவும், விட்டுவிட வேண்டாம். நியூயார்க்கின் சென்ட்ரல் பார்க்கிலிருந்து மிக உயர்ந்த ஹிமாலய மலைப்பிரதேசம் வரை பெண்கள் மூன்றாம் மும்மாத கர்ப்ப காலத்திலும் மிகவும் சுறுசுறுப்பாக இருப்பதுடன், ஓட்டம் உள்பட இதர உடற்பயிற்சிகளிலும் ஈடுபடுகிறார்கள். அது தவிர, காடுகளிலிருந்து விறகுகள் சேகரித்து சுமந்து கொண்டு வருவதையும் கூட பார்க்க முடிகிறது. வளர்ந்து வரும் நாடுகளில் நகரத்துப் பெண்கள் இதனை அலட்சியமாகக் கருதுவதுடன், உடலை அசைக்கவே கூட பயப்படுகிறார்கள்.

- உங்களையே அறியாமல் உங்கள் கை அடிவயிற்றில் அரித்தல் உணர்ந்து சொறிவதற்கு செல்கிறது என்றால், ரத்த சர்க்கரை ஒரு நிலையில் இல்லாததற்கு முதல் அறிகுறி அதுதான். எனவே சற்றே எழுந்து நடந்து செல்லுங்கள், சின்னச்சின்ன வேலைகளில் ஈடுபடுங்கள், உங்கள் உணவில் கொஞ்சம் நெய் மற்றும் முக்கிய கொழுப்புச் சத்துக்களை சேர்த்துக் கொள்ளுங்கள். ஊறவைத்த முளைகட்டிய பயறுவகைகளை சாப்பிடும் முன் சாப்பிடுங்கள். இரவு சரியான நேரத்தில் தூங்கச் செல்வதை வழக்கமாக்கிக் கொள்ளுங்கள்.

அயல்நாடு வாழ் (NRI) கர்ப்பிணிகள்

நேரம்	உணவு அமெரிக்கா, ஐரோப்பா நியூசிலாந்து, ஆஸ்திரேலியா நாடுகள்	ஆப்பிரிக்கா	ஐக்கிய அரபு
எழுந்தவுடன்	உலர்/புதிய பழங்கள்	உலர் பழங்கள்/நட்ஸ்	பழங்கள்/ பேரிச்சை
காலை உணவு வைட்டமின் B/மல்டி வைட்டமின்	முட்டையும் ரொட்டியும் (அ) சீஸ்+ரொட்டி, (அ) முழு கொழுப்பு பால்+பழங்கள்/ ராகி மால்ட்/ தானிய கஞ்சி	சப்பாத்தி/முட்டை (அ) அவல் (அ) தேப்லா	ரொட்டி +முட்டை ஹலோமி/ இட்லி/அவல்
நடு காலை	கறுப்பு உப்பு சேர்த்த எலுமிச்சைச் சாறு	பழங்கள்/கரும்புச்சாறு	எலுமிச்சைச் சாறு/கோகம் ஷர்பத்
மதிய உணவு வைட்டமின் B12 (ஆப்பிரிக்கா வின் சூட்டை தணிக்க), அவசியம் நெய் சேர்க்கவும்.	பீன்ஸ் +சாதம். பருப்பு சூப்/பருப்பு சாதம்/ரொட்டி	உகாலி-கித்திரி சுக்குமா விக்கி/பருப்பு/சாதம்/ சர்க்கரைவள்ளி கிழங்கு/ தயிர்	ரொட்டி/ காய்கறிகள் ஹம்மஸ்/பீட்டா பட்டாட்டா ஹாரா சாதம்/பருப்பு
நடுப் பகல்	ப்ரூன்ஸ்/பழங்கள்	லட்டு/பழங்கள்	ஆலிவ்ஸ்/ ப்ரூன்ஸ்
நடு மாலை	சீஸ்/பீனட் பட்டர் அவகாடோ +ரொட்டி அரிசி கிராக்கர்கள். வெள்ளிரி பூசணி விதைகள்	நெய்யுடன் காக்ரா அவகாடோ, ரொட்டி, வேகவைத்த முட்டை	எள், பிஸ்தா ஸ்வீட் லட்டு/ சீஸ்+ரொட்டி
இரவு உணவு+ வைட்டமின் C, காரடீன் (அ) ஆன்ட்டி ஆக்சிடென்ட்	கிச்சடி/பாஸ்தா காய்கறிகள்/பருப்பு	பிரெட்/ரொட்டி/ காய்கறிகள் சாதம் தேங்காயுடன்/ கிச்சடி/பருப்பு சாதம்	சாதம், பருப்பு சூப்/பிரியாணி, பச்சடி கபாப்/ ரொட்டி
பின் இரவு	ஜாதிக்காய் பொடி கலந்த பால்		

T3 க்கான பாரம்பரிய உணவு முறைகள்

சமையல் குறிப்பு 1: லோலோ

வழங்கியவர்: சிமி ஹார்ப்பா, நாக்பூர்/துபாய்

ருஜுதா சொல்கிறார்: மிகவும் ஆரோக்கியமான பான்கேக், இனிப்பு சாப்பிட வேண்டும் என்கிற உணர்வை கட்டுப்பாட்டுக்குள் வைத்திருக்க உதவும் வகையில் மிகச் சரியாக சுவையூட்டப்பட்ட உணவு.

செய்முறை:

- கடாயில் கொஞ்சம் தாராளமாக நெய்யை ஊற்றி சூடுபடுத்தவும். அத்துடன் பொடித்த வெல்லத்தை சேர்க்கவும். நன்கு கரைந்து கலந்தவுடன் அடுப்பை அணைத்துவிடவும்.
- இத்துடன் முழுச் சத்து கொண்ட கோதுமை மாவை சேர்க்கவும். சீரகம் சேர்க்கவும்.
- மாவினை நன்கு பிசைந்து தடித்த சிறிய வட்ட வட்டமான ரொட்டிகளாக தட்டிக் கொள்ளவும்.
- தோசைகல்லை சூடாக்கி இவற்றை போட்டு, மெல்லிய தீயில் திருப்பித் திருப்பி போட்டு முறுகலாக வரும் வரை சமைக்கவும். ஒரு லோலோ முறுமுறுவென்று ஆவதற்கு 5-6 நிமிடங்கள் ஆகும். தோசைகல்லில் சிறிது நெய் ஊற்றிக் கொள்ளலாம்.

மூன்றாவது மும்மாத கர்ப்ப காலத்தில் என்னுடைய சர்க்கரை அளவை (கர்ப்ப கால சர்க்கரை நோய்) சமநிலையில் வைத்திருக்க இந்த தயாரிப்பு மிகவும் உதவியாக இருந்தது.

சமையல் குறிப்பு 2: ஹர்டேலி மசாலா

வழங்கியவர்: பிரேரணா பால் கர்மோகார், ராய்பூர், சத்தீஸ்கர்

ருஜுதா சொல்கிறார்: பூண்டு தாய்ப்பால் சுரப்பதற்கு பெரிதும் உதவக்கூடியது. இதர உட்பொருட்கள் வாயுத்தொல்லையிலிருந்து பாதுகாக்கும். மிகவும் சுவையானது.

செய்முறை:

- கடாயில் நெய்யை சூடுபடுத்தவும்.
- நசுக்கிய பூண்டு பற்களைப் போட்டு பொன்னிறமாக வறுக்கவும்.

- மஞ்சள் பொடி, சுக்குப்பொடி, பெருங்காயப்பொடி போட்டு வதக்கவும்.

- சுவைகேற்ற உப்பு சேர்க்கவும்.

- நன்றாகக் கலந்து ஆறியவுடன் அப்படியே அல்லது சாதத்துடன் கலந்து சாப்பிடவும்.

இதனை சாதம் மட்டுமல்லாமல் சப்பாத்தியுடனும் சாப்பிடலாம். பிரசவத்திற்குப் பிறகும் மூன்றாவது மும்மாத காலத்தின் கடைசி வாரத்தில் உள்ளூர இருக்கும் உடல் புண்களைக் குணப்படுத்த உதவும். குழந்தை பிறந்த பிறகு, வயிற்றுப் புண்கள் விரைவாக குணமடைவதற்கு இது உதவும்.

சமையல் குறிப்பு 3: சிவப்பு அரிசிக் கஞ்சியும் பச்சை பாசிப்பயறும்
வழங்கியவர்: ராஜஸ்ரீ வினோத், ஷார்ஜா

ருஜுதா சொல்கிறார்: வார இறுதி விடுமுறை அல்லது விடுமுறை நாட்களில் நல்ல உணவாக அதே சமயத்தில் ஆரோக்கியமாக சாப்பிடவேண்டும் என்றால் இது மிகச் சரியான உணவு ஆகும்.

செய்முறை:

1. பச்சரிசி, பாசிப்பருப்பு இரண்டையும் களைந்து சுத்தப்படுத்தி, 3 கப் நீரில் சுமார் ஒரு மணி நேரம் ஊறவைத்து விடுங்கள்.

2. ஊறிய நீருடனேயே அரிசி பருப்பை குக்கரில் வேகவைத்து விடுங்கள். இத்துடன் வெந்தயம், பூண்டு சேர்க்கவும். 3 விசில் வந்ததும் அடுப்பை அணைத்துவிடவும்.

3. அரைமூடி தேங்காயைத் துருவி அரை கப் தண்ணீர் விட்டு பிசைந்து கெட்டியாக பாலை எடுக்கவும். (சிறிது தண்ணீர் சேர்த்து இரண்டாவது முறை பால் மற்றும் மூன்றாவது முறை பால் தனித்தனியாக எடுத்து வைத்துக் கொள்ளவும்.)

4. குக்கரில் அழுத்தம் குறைந்தவுடன் திறந்து தேங்காய்பால், உப்பு மற்றும் கருவேப்பிலை சேர்த்து கிளறி எடுக்கவும்.

இந்த உணவு எனக்கு கடைசி மூன்று மாத காலத்தில் மிகவும் உதவியது. என்னுடைய சக்தியை தக்கவைத்துக் கொள்வதற்கு. பிரசவ நேரம் நெருங்கும் போது ஏற்படும் மன, உடல் சோர்வுகளை தடுத்தது.

சமையல் குறிப்பு 4: பட்டிசா (Batisa)

வழங்கியவர்: ஷாஜியா தேஷ்முக், மும்பை

ருஜுதா சொல்கிறார்: ரத்த சர்க்கரையின் அளவைப் பராமரிக்கிறது, அதிக சக்தியுடன் நாளை ஆரம்பிக்க முடிகிறது, தொடர்ந்து மதியம் களைத்து விடாதபடி பார்த்துக் கொள்கிறது.

செய்முறை:

- பாதாம் பிஸ்தாக்களை கைகளால் நன்கு பொடித்துக் கொள்ளவும்.
- உலர்ந்த பேரிச்சைகளை துண்டாக்கி பொடித்துக் கொள்ளவும்.
- கோந்து எனப்படும் சாப்பிடக்கூடிய பசையினை (gum) நெய்யில் பொரித்துக் கொள்ளவும்.
- கொப்பரையை துருவிக் கொள்ளவும்.
- அனைத்துப் பொருள்களையும் ஒரு பாத்திரத்தில் போட்டு நெய் சர்க்கரை சேர்த்துக் கலந்து கொள்ளவும்.

இதனை முதல் உணவாக காலையில் எடுத்துக் கொள்ள வேண்டும். பிரசவம் ஆன பிறகும் வெதுவெதுப்பான பாலில் இந்தப்பொடி ஒரு ஸ்பூன் கலந்து ஆறுமாதம் வரை குடித்து வரவும்.

சமையல் குறிப்பு 5: பரங்கிக்காய் தோல் சட்னி

வழங்கியவர்: ருஜுதா திவேகர்

உங்கள் குடல் பகுதிகளை மென்மைப்படுத்துவதற்கும் உங்கள் மதிய உணவு மற்றும் இரவு உணவிற்கு ருசி ஊட்டவும், அதி அவசிய கொழுப்பு சத்தினை சேர்க்கவும் சரியான உணவு இது. நாக்கு ருசிக்கு ஏற்றது.

செய்முறை:

பரங்கிக்காய் மிகவும் எளிமையாகக் கருதப்படும் ஒரு காய்கறி. இந்தியாவின் ஒவ்வொரு பகுதியிலும் பரங்கிக்காய் பலவிதமாகப் பயன்படுத்தப்பட்டு வருகிறது. பெத்தாவிலிருந்து பச்சடியிலிருந்து, கறி கூட்டிலிருந்து குழம்பு வரை பயன்படுத்தக் கூடியது. உண்மையான சிறந்த உணவு என்பதற்கேற்ப தோலிலிருந்து விதை வரை பயன் படுத்தக்கூடியது.

ருஜுதா திவேகர்

- பரங்கிக்காய் தோலை மட்டும் சீவி எடுத்துக் கொள்ளுங்கள்.

- கடாயில் எண்ணெயை சூடு படுத்தவும். கடுகை போடவும். வெடித்ததும் பெருங்காயப் பொடி, மஞ்சள் பொடி சேர்க்கவும். இத்துடன் பரங்கிக்காய் தோலை சேர்த்து வதக்கவும்.

- தேங்காய்த்துருவல், எள் சேர்த்து வதக்கவும்.

- உப்பு சேர்க்கவும்.

- சட்னியாக அரைத்துக் கொள்ளவும்.

நீர் சேர்க்காமல் அரைத்து வைத்துக் கொண்டால் ஒரு வாரம் வரை வைத்துக் கொள்ளலாம்.

சமையல் குறிப்பு 6: அரிசி பாற்கஞ்சி

வழங்கியவர்: ருஜுதா திவேகர்

மீண்டும் கணவர்களுக்கு; உங்களால் சுலபமாகத் தயாரித்துக் கொடுக்கக் கூடியது, மனைவியின் புத்துணர்ச்சிக்கும் நீர்ச்சத்து பெறுவதற்கும் உதவுகிறது. என் வார்த்தைகளில் நம்பிக்கை கொள்ளுங்கள். இதன் பிறகு அவள் உங்களை மேலும் அதிகமாக நேசிப்பாள்.

செய்முறை:

- கைகுத்தல் அரிசி ஒரு பங்கு எடுத்துக் கொள்ளவும். இது உங்கள் உள்ளூர் கடைகளில் கிடைக்கவில்லை என்றால், ஆன்லைனில் வாங்கலாம்.

- அத்துடன் 7 பங்கு தண்ணீர் சேர்த்து குக்கரிலோ அல்லது நேரடியாக அடுப்பிலேயோ அரிசி நன்கு குழைந்து வேகும் வரை சமைக்கவும்.

- தாராளமாக நெய் சேர்க்கவும், சுவைகேற்ற உப்பு சேர்க்கவும். சாதாரண உப்பு நல்லது.

- இதே முறையை மற்ற அரிசிகளுக்கும் பயன்படுத்தலாம். 7 பங்கு நீருக்கு பதிலாக 9-10 பங்கு நீர் சேர்க்க வேண்டியிருக்கும்.

குறிப்பு: இது மிகவும் சிறந்த குழந்தை உணவு. உங்கள் குழந்தைகளுக்குத் தொடர்ந்து கொடுத்து வரலாம். குறிப்பாக அவர்கள் சுகமில்லாமல் இருக்கும் போது கூட. பெரியவர்களுக்கும் மிகவும் ஆரோக்கியமான உணவு.

4

கர்ப்ப காலத்திற்குப் பின்-இயல்பு நிலைக்குத் திரும்புதல்

புதிய வரவுக்கு வாழ்த்துக்கள். பண்டைய காலத்திலும், அதற்கு சற்றே பிற்காலத்திலும் பாதுகாப்பான பிரசவம் என்பது பெண்களுக்கு மறுபிறவி போன்று கருதப்பட்டது. பரிணாம அளவுகோலும் சமூகமும் குழந்தைக்கு அதிக முக்கியத்துவம் கொடுப்பதாக இருந்தாலும் கூர்ந்து கவனித்துப் பார்த்தோமேயானால் அதனுள் சில ரகசிய, மறைமுக பழக்கவழக்கங்கள் குழந்தையைப் பெற்றெடுத்த தாயாருக்கு பாதுகாப்பு கொடுப்பதாகவே இருந்து வந்துள்ளது தெரியவரும்.

என்னுடைய தந்தைவழி பாட்டனார், மும்பையின் புறநகர் பகுதியில் வாசை எனும் கடற்கரையொட்டிய சிறிய ஊரில் பெரிய அரண்மனை ஒன்றில் வசித்து வந்தார். அதன் பிரம்மாண்டம், பெரிய பெரிய கதவுகள், மிக உயர்ந்த மேற்கூரை, ஏழு பெரிய, வித்தியாசமான குடும்பங்கள் சேர்ந்து வாழக்கூடிய அளவிற்கு விஸ்தீரணம் என்று அனைத்தும் என்னை மிகவும் பரவசப்படுத்தியது. இவற்றையெல்லாம் விட என்னை வியப்பில் ஆழத்திய விஷயம், பிரசவத்திற்கென பிரத்யேகமான அறை தான். ஜன்னல் இல்லாத சிறிய அந்த அறையில் தான் பிரசவித்த பெண்கள் நாற்பது நாட்கள், ஏதோ குகைக்குள் இருப்பது போல், வெளி உலகத்திலிருந்து முற்றிலும் துண்டிக்கப்பட்டவளாக மிகவும் சாத்வீகமான உணவை உட்கொண்டு இருப்பாள். ஆனால் அவள் அந்த குகையை விட்டு வெளியே வருவதற்கு விரும்பினால் வந்து சூரிய வெளிச்சத்தை அனுபவிக்கலாம், குடும்பத்தின் பிற குழந்தைகள் சந்தோஷமாக ஊஞ்சலில் ஆடுவதை வேடிக்கை பார்க்கலாம், தனக்கு என்ன வேண்டுமோ அதனை சமையலறையிலிருந்து பெற்றுக் கொள்ளலாம்.

கட்டிடக்கலை மிக ஆச்சரியமான ஒன்று, ஏனென்றால் நமது வாழ்க்கை முறைகளை, நமது பாரம்பரியங்களை, நமது விருப்பங்களை, நமது வரலாற்றினை புத்தகங்களைவிட மிக அழகாக ஆவணப்படுத்தி நமக்கு எடுத்துச் சொல்கிறது. பெண்கள் புறத்தில் உணர்வுபூர்வமான கவனக் கலைப்புகளிலிருந்து விடுபட்டவராக இருப்பதால் அவர்களுடைய முழு கவனமும் அவர்கள் மீது மட்டுமே இருந்து, அவர்கள் தங்களது இருப்பை மறந்துவிடாமல் இருக்கிறார்கள், ஆனால் மாதவிடாய் பிரச்சினை முடியும் காலத்தில் மட்டுமே மிகக் கடுமையாக உணருகிறார்கள்-இதுவரையிலான தங்கள் வாழ்க்கையை தங்களது குழந்தைகளின் எதிர்காலத்திற்காக தியாகம் செய்துள்ளோம் என்று. முக்கியமாக பெண்கள் புரிந்துக்கொள்ள வேண்டியது என்னவென்றால்; தங்களைத் தாங்களே கவனித்துக் கொள்ளாதது மட்டுமே ஒரு நல்ல தாய்மார் என்ற பெயரைப் பெற்றுத் தந்து விடாது என்பதைத்தான்.

பிறக்கப் போகும் குழந்தைக்கு முன்பாக நம்மைப் பற்றி நினைப்பதற்கு, உதாரணமாக பயணங்களின் போது பாதுகாப்பாக இருப்பதற்கு அவர்கள் தரும் ஆலோசனைகளை பின்பற்றுவது, சக்தி வேண்டும். இந்த சக்தி முதுகுத் தண்டில் இருந்து கிடைக்கிறது. இந்த முதுகுத் தண்டு தான் கருப்பையைத் தாங்குகிறது, கருப்பை விரிந்து கொடுக்க உதவுகிறது, இடுப்பு நெகிழ்வதற்கு இடம் கொடுக்கிறது. அடுத்த நாற்பது நாட்கள் ‘இந்த நண்பனுக்கு நன்றி சொல்லும் நேரம்.’ குழந்தைக்கு பால் கொடுப்பது, தாய்ப்பால் ஊறுவது, குழந்தையைத் தூக்கி சுமப்பது, நாப்கின்கள் மாற்றுவது, என்று அனைத்தும் தொடர்ந்து முதுகுத் தண்டிற்கு பாரம் ஏற்படுத்துவதாகும். எனவே இப்போது முதுகுத் தண்டின் சக்தியை புதுப்பிக்கப் போவது மட்டுமல்ல மேலும் வலுவாக ஆக்க வேண்டும் என்பதே. மேலும் மீண்டும் பழைய உடல் அமைப்பை பெறுவதற்கு எலும்பு அடர்த்தியும் முதுகுத் தண்டை சுற்றியுள்ள தசை தொகுதியும் தான் காரணமாக இருக்கும். இவைகளின் சக்தியினால் தான் நீங்கள் ஒட்டிய வயிறும் சற்றே வளமையான பின் அழகையும் கொண்டிருப்பதாக பெருமை கொள்ள முடியும்.

ஆனால் மீண்டும், நாம் சவாலுக்கு அப்பாற்பட்ட அழகு தேவதையாக இருக்கிறோமோ இல்லையோ அல்லது ஒரு அடி முன்னேறினால் இரண்டு அடி சறுக்குகிறோமோ எதுவானாலும் சரி, எடை இழப்பு செய்வது என்பது அவரவர் மனப்பான்மையைப் பொறுத்ததே. அதாவது நாம் பொறுமையாக இருந்து, பயமின்றி எலும்பு மற்றும் தசைகளின் சக்தியை அதிகரிப்பதற்கு ஏற்ற உணவாக உட்கொண்டு உடலின் கொழுப்பு எரிக்கும் சக்திக்கு ஆதரவாக இருப்போமா என்பதே இங்கு முக்கியம்.

இதை விடுத்து பொறுமையற்றவராக இருந்து, கடும் டயடிங் முறைகளைக் கடைப்பிடித்து வந்தால், உடல் எடை குறையலாம் அதுவும் குறுகிய காலத்திற்கு மட்டுமே, உடல் வற்றியும் கூடத் தோன்றலாம், ஆனால் பிறகு ஸாக்ரோ-ஒபிஸிடி (sacro-obesity) எனும் பிரச்சினையால் அவதிப்படுவோம். இது ஒரு விதமான உடல் பருமன்- தசை திசுக்களின் கட்டமைப்புகள், அதிக அளவு கொழுப்பினையும் குறைந்த அளவு சதை புரதத்தையும் தக்கவைத்துக் கொள்ளுமாறு மாற்றமடைந்துவிடும்.

நீங்கள் உங்களின் பழைய அளவு ஜீன்ஸ்களை அணிய முடியும் ஆனால் அது உங்களின் பழைய தோற்றத்தை தந்துவிடாது. ஏனென்றால் நீங்கள் இப்போது உடல் முழுவதும் சதை போட்டிருக்கிறீர்கள், மேலும் இன்சுலின் எதிர்ப்புதிறன் சர்க்கரை நோய், உடல் பருமனாகுதல் போன்ற பல பிரச்சினைகள் உருவாவதற்கான வாழ்க்கை முறையைக் கொண்டிருக்கிறீர்கள்.

ஐம்பது வயதைக் கடந்த பெண்கள் என்னிடம் வந்து புலம்புவது என்னவென்றால், குழந்தை பெற்றதிலிருந்து அவர்களின் வயிறு குறையவே இல்லை என்பது தான். இப்போது அந்த குழந்தைக்கே முப்பது வயதிருக்கும்! நான் இளம் பருவத்தில் இருக்கும் போது இந்த பேச்சுகள் எனக்கு அளவற்ற ஆனந்தத்தைக் கொடுத்தது. ஆனால் வயதாகி, புரியும் போது, ஆஹா இந்தப் பெண்கள், பெற்றெடுத்த குழந்தையை வளர்க்கும் காலகட்டத்தில் தங்களையே இழந்து விடுகிறார்களே என்று வருத்தமாக இருந்தது. எனவே, எத்தகைய சமரசமும் இல்லாமல் எதையும் விட்டுக் கொடுக்காமல் உங்களையும் கவனித்துக் கொண்டு, உங்கள் குழந்தையையும் ஆரோக்கியமாக வளர்ப்பதற்கான விஷயங்களைப் பார்ப்போம்.

பிரசவத்திற்குப் பின் கேட்கப்படும் கேள்விகள்

1. பிரசவத்திற்குப் பிறகு எவ்வளவு சீக்கிரம் நான் என் உடற்பயிற்சிகளைத் தொடங்கலாம்?

உடற்பயிற்சியின் கோட்பாடே சூழ்நிலைகேற்ப மாறிக் கொள்வது தான். அது ஓய்வாக இருக்கும் போதும் கூட. உடற்பயிற்சியின் பலனை, சிறந்த ஓய்வும் சிறந்த உணவும் அனுபவித்த உடலில் தான் காணமுடியும். குழந்தையை பிரசவிப்பது என்பது உடலியல் ரீதியாகவும் மனவியல் ரீதியாகவும் சக்தியை இழக்கச் செய்யும் விஷயம் என்பதால் முதல் நாற்பது-நாற்பத்தி ஐந்து தினங்களுக்கு உடற்பயிற்சிகளிலிருந்து விலகியே இருக்கலாம். ஆனால் இதற்கு அர்த்தம் முழுவதுமாக படுக்கையிலேயே கிடப்பது என்று நான் சொல்லவில்லை, உங்கள் குழந்தையை எடுத்துக் கொண்டு உங்கள் வீட்டுக்குள்ளேயே நடந்து பழகுங்கள், அடிக்கடி எழுந்து நில்லுங்கள், சின்னச்சின்ன வேலைகளை செய்யுங்கள், மிகக் குறைந்த

அளவு வேலை செய்யும் போதே மிக அதிக சோர்வை உணருவீர்கள். நன்கு ஒய்வு எடுத்த உடல் இதற்கு மிக அழகாக வளைந்து கொடுக்கும், ஆனால் களைப்படைந்த உடல் இந்த சூழ்நிலையில் மேலும் துவண்டுவிடும். எனவே இந்த காலகட்டத்தில் மிகவும் கவனமாக இருக்கவும். உங்கள் உடலை ஒவ்வொன்றாக செய்ய வைக்கவும். நான்கே மாதத்தில் நீங்கள் மீண்டும் டிரெட்மில் இயந்திரத்தில் பழையபடி உடற்பயிற்சி செய்யலாம், அலமாரியின் அடித்தட்டில் இருக்கும் விஷயங்களை பழைய நாட்களைப் போல் தரையில் அமர்ந்து எடுக்கலாம். ஆனால் இப்போது புத்திசாலித்தனமான வீராங்கனையாக எப்போது பின்வாங்கலாம், எப்போது உடற்பயிற்சி இயந்திரங்களைத் தாக்கலாம் என்று தீர்மானித்து செயல்படுத்துங்கள். எனவே தேர்ந்த விளையாட்டு வீராங்கனை போல் இரண்டு மாதம் முற்றிலும் விலகியிருந்து மீண்டும் களமிறங்கி உங்கள் திறமையைக் காட்டுங்கள். மீண்டும் உடற்பயிற்சியை தொடங்கி விட்டீர்கள் என்றால் ஆரம்பத்தில் மெதுவாக செய்யுங்கள், 3 லிருந்து 9 மாதம் வரை அனுமதியுங்கள். அவசரப்பட வேண்டாம். அவசரப்பட்டால், தசைகள் இழுத்துக் கொண்டு வேதனை ஏற்படுத்தும், ஹார்மோன்கள் முறைகேடாக வேலை செய்யும். உடற்பயிற்சிக்கான குறிப்புகளை நன்கு படித்து இரண்டு மாதங்களுக்குப் பிறகு பின்பற்றுங்கள்.

2. லட்டுகளை நான் கண்டிப்பாக சாப்பிடத்தான் வேண்டுமா?

ஆமாம். சிறிய அளவிலாவது. ஆனால் நாளின் இறுதியில் கலோரியின் அளவு குறையும் போது சாக்லெட், ஐஸ்க்ரீம்களில் மூழ்குவதைவிட இது மிகவும் ஆரோக்கியமானது என்று உங்களுக்குத் தெரியுமா? மேலும் முக்கியமாக அவை நல்ல பாக்டீரியாகளை உருவாக்குவதற்கும், ரத்த சர்க்கரையின் அளவை கட்டுப்படுத்துவதற்கும் தலைமுடி அடர்த்தியை பாதுகாப்பதற்கும், சருமத்தின் அழகைப் பாதுகாப்பதற்கும் மிகவும் உதவியாக இருக்கிறது. லட்டுக்களை விரும்பாமல் இருக்க முடியுமா? இவைகளை மட்டும் மிகச் சிறந்த முறையில் தயாரித்து, பேக்கிங் செய்து கொடுத்தால் உலகமெங்கும் நம் இந்திய யோகாவிற்கு அடுத்த படியான ஏற்றுமதி இடத்தைப் பிடித்துவிடும் என்று நான் எப்போதும் நினைப்பதுண்டு. பாபா ராம்தேவ்ஜி அவர்களே, நீங்கள் மட்டும் பிரசவத்திற்குப் பின் தேவைப்படும் உணவு வகைகளை சந்தைப்படுத்த ஆரம்பித்தால் நான் 10 சதவிகிதம் ராயல்டி எடுத்துக் கொள்வேன். இதாவது வேண்டாமா பாஸ்.

3. தாய்ப்பால் சுரப்பதற்குத் தேவையான உபகரணங்கள் ஏதாவது எனக்குத் தேவைப்படுமா?

நீங்கள் ஆரோக்கியமான நைட்ரஜன் சமநிலையை தக்க வைத்துக் கொள்பவராக இருந்தால் உங்களுக்கு எதுவும் தேவையில்லை. தாய்ப்பால் சுரப்பதில் உங்களுக்கு எந்தப் பிரச்சினையும் இருக்காது. இதற்காகத்தான் சொல்கிறார்கள் தாய்ப்பால் கொடுக்கும் பெண்களுக்கு அதிக புரதம் வேண்டும் என்று. இதனை சுலபமாகப் பெறுவதற்கு

ஒரே வழி முழுமையான உணவு உட்கொள்ளுவதும், நேரத்தோடு தூங்குவது, சந்தோஷமாக இருப்பதும் தான், தாய்ப்பால் சுரப்பது தாய்ப்பால் தேவைப்படும் அளவினைப் பொருத்தது குழந்தை பால் குடிக்கக் குடிக்க தாய்ப்பால் ஊறிவரும். எனவே வீட்டில் உங்களுடன் அனுபவம் வாய்ந்த முதியவர்களை வைத்துக் கொண்டு, குழந்தையை எவ்வாறு உங்கள் மார்போடு பொருத்திக் கொள்வது என்று அனுபவ ரீதியாகக் கற்றுக் கொள்ளுங்கள். இரண்டு மூன்று முயற்சிகளுக்குப் பிறகு குழந்தை தானாகவே பற்றிக் கொண்டுவிடும். பொறுமையாக இருங்கள். அந்த நிமிடத்திலிருந்து உங்களின் ப்ரோலாக்டின் (prolactin) மற்றும் ஆக்ஸிடோசின் (oxytocin) இரண்டும் பொறுப்பினை எடுத்துக் கொண்டு விடும். சரியாகப் பால் குடிக்கக் கற்றுக் கொண்டு விட்ட குழந்தை, வளர வளர சாப்பிடுவதற்கு எந்த படுத்தலும் இல்லாமல் சாப்பிடக் கற்றுக் கொண்டு விடும். குழந்தை பிறந்தவுடன் அதற்கு தாய்ப்பால் கொடுப்பதில் எந்த அளவிற்கு அம்மா சிறப்பாகவும் அல்லது மோசமாகவும் நடந்து கொள்கிறாளோ அந்த அளவுக்கு குழந்தையும் சாப்பிடுவதில் சிறப்பாகவும் அல்லது மோசமாகவும் நடந்து கொள்ளும். குழந்தைகள் நாம் எப்படி நடந்து கொள்கிறோமோ அதைப் பார்த்துப் பார்த்து தான் கற்றுக் கொள்கிறார்கள். நாம் உபதேசம் செய்வதால் இல்லை. இதனைத் தொடர்ந்து அடுத்த பகுதி பிரசவத்திற்குப் பிறகான பிரத்யேக உணவு பற்றியும் தாய்ப்பால் அதிகமாக சுரப்பதற்கு உதவக்கூடியவைகள் பற்றியும் பார்க்கவிருக்கிறோம்.

4. ஒருவேளை எனக்கு சிஸேரியன் முறையில் குழந்தை பிறந்தால் என்னுடைய உடல் எடை இழப்பு தாமதமாகுமா?

இல்லை. சுகப்பிரசவம் அல்லது சிஸேரியன் பிரசவம் எதுவாக இருந்தாலும் அது உங்களைவிட குழந்தையைத்தான் அதிகம் பாதிப்பதாக இருக்கும். நீங்கள் தான் இப்போது பிறக்கப் போகிறீர்கள் என்றால், தாயின் யோனிப்பாதை வழியாக வெளி வரவேண்டும் என்று நம்பிக்கை கொள்ள வேண்டும்-அது, உங்கள் எலும்பு, சதை ஆகியவைகளின் அடர்த்திக்கும் நல்ல பாக்டீரியாவுக்கும் மிகவும் சிறந்த பாதையாகும். இதுவே நீங்கள் உங்கள் குழந்தையைப் பிரசவிக்கும் போதும் பொருந்தும். உங்கள் சிஸேரியன், கடைசி நிமிட முடிவு என்றால் அது பெரிய பிரச்சினை ஆகிவிடாது. ஒருவேளை உங்கள் மகப்பேறு மருத்துவர், சுகப்பிரசவத்திற்கு எதிரான ஆலோசனைகளை (உங்கள் இதயத்தின் ஆரோக்கியத்தின் மீது அக்கறை கொண்டவர் என்று வைத்துக்கொள்வோம்) தந்து கொண்டிருந்தால், சற்று சிரமம் தான். எவ்வாறாயினும் உங்கள் உடலின் மாற்றங்களை படிப்படியாக கவனித்து கொண்டாடுபவராக இருந்தால், இரண்டிலிருந்து பன்னிரெண்டு மாதங்களுக்குள் நீங்கள் உங்கள் பழைய உடல் வடிவத்தைப் பெற்றுவிடலாம். எனவே கர்ப்ப கால சர்க்கரை நோய் இருந்தாலும், உயர் ரத்த அழுத்தம் இருந்தாலும், உங்களுக்கு ரெட்டைக் குழந்தை பிறந்தாலும் உங்கள் பிரசவம் எந்த அளவுக்கு முக்கியமாக இருந்தாலும் நீங்கள் மீண்டும் உங்கள் பழைய உருவத்தைப் பெறுவதில் எந்தவித பிரச்சினையும் இல்லை. ஒரு வருடம் என்பது மிகப் பெரிய

காலம் இல்லை. வேறு என்ன வேண்டும், காலமும் முயற்சியும் பலன் தரும்.

5. பிரசவத்திற்குப்பின் என் ரத்தப்போக்கு எப்போது நிற்கும்?

ஒருவாரம் அல்லது பத்து நாட்கள் ஆகலாம். அடுத்த பகுதியில் கொடுக்கப்பட்டிருக்கும் பிரசவத்திற்குப் பின் ஆன உணவு முறைகளை பின்பற்றுவது, உங்கள் கர்ப்பப் பையை சுத்தமாக்குவதற்கு மட்டுமல்ல, நீங்கள் அதிகம் சோர்வடையாமல் இருக்கவும் அதிகம் ரத்தப்போக்கு இல்லாமல் இருக்கவும் உதவக் கூடியது. எனவே இதனை கடந்து போகும் காலகட்டம் என்று நினைத்துக் கொள்ளுங்கள்.

6. நான் என் குழந்தைக்கு பால் கொடுக்கும் வரை விழித்திருந்தால் அது நான் குணமடைவதைத் தாமதப்படுத்துமா?

உண்மையை சொல்வதென்றால், நேரம் முறை தவறுதல் சற்று சோர்வைக் கொடுக்கக் கூடியது தான், அதனால் தான் நான், கர்ப்பமாவதற்கு முன்பிருந்தும், பிரசவத்திற்குப் பின்புமான ஆரோக்கியத்தைப் பற்றி மிகவும் வலியுறுத்திக் கொண்டிருக்கிறேன்.

> உடல் ரீதியான வலிமையும் சக்தியும் உணர்ச்சிவசப்படுவதில் மாயங்களை செய்யக்கூடியது மட்டுமல்ல மன வலிமையையும் தரவல்லது. நீங்கள் நினைவில் வைத்துக் கொள்வதற்கு மிகவும் முக்கியமானது இது. ஏனென்றால் மருந்துகளும் தொழில்நுட்பங்களும் குழந்தையை வெளியே கொண்டு வருவதற்கு உதவும், ஆனால் உங்கள் ஆரோக்கியத்தின் மூலம் கிடைக்கக்கூடிய சுய நம்பிக்கை மட்டுமே உங்களின் இந்த காலத்தைக் கடக்க உதவக்கூடியது.

குழந்தை எப்போதும் சந்தோஷமாக இருக்கப் போவதில்லை. சில சமயங்களில் படுத்தும். எல்லாவற்றிற்கும் உங்களுக்கு உடலிலும் மனதிலும் சக்தி, வலிமை மற்றும் வளைந்து கொடுக்கும் தன்மை எல்லாம் அவசியமாகிறது. எல்லாவற்றிற்கும் மேலாக இவை எல்லாமே கடந்து போகக் கூடியவை என்பதை நினைவில் கொள்வது மிகவும் முக்கியம். எனவே தான் நீங்கள் உங்கள் கணவர், தாயார் மற்றும் மாமியார் ஆகியோர்களுடனும் முடிந்தால் உங்களுக்கெனவே பிரத்யேக உதவியாளருடனும் இவற்றை பங்கிட்டுக் கொள்வது அவசியம். இவர்களிடமிருந்து உதவியை பெற்றுக்கொள்ளவும் வேண்டும் அதற்கான நன்றியுடனும் இருக்க வேண்டும்.

இன்றைய காலகட்டத்தில் இளம் தாய்மார்களை அதிகம் பழிவாங்குவது ஈ மெயில்களும், முகநூல் போன்ற சமூக வலைதளங்களும் தான். குழந்தையுடன் இரவு கண் விழித்திருந்து உடனுக்குடன் 'ஸ்டேடஸ்

அப்டேட்' களைப் பார்ப்பதும் போடுவதும் மிகவும் ஆக்கிரமித்துக் கொண்டுவிடுகிறது. அப்படி செய்யாதீர்கள் உங்களின் HPT, PTA (Hypothalamus-Pituitary-Thyroid and Pituitary-thyroid-Adrenals) ஆகியவற்றை செயல்பட விடுங்கள். உங்கள் மின் கருவிகளின் வெளிச்சம், கதிர்களினால் பாதிக்கச் செய்து விடாதீர்கள். இதே போன்ற வேண்டாத பொழுது போக்குகளின் விளைவாக மறுநாள் சோர்வாகவும், முகம் வீங்கிய நிலையிலும் கண்விழிப்பதை விரும்பமாட்டீர்கள் என்றே நினைக்கிறேன்.

7. நான் எவ்வளவு சீக்கிரம் வெளியே போக முடியும்?

நீங்கள் எப்போது ஆரோக்கியமாக உணருகிறீர்களோ அப்போது. ஆனால் வழக்கத்தில் நாற்பது நாற்பத்தைந்து நாட்கள் ஆகும். சில குடும்பங்களில் இதற்கென கண்டிப்பான தனிமைப்படுத்தப்படும் கால வரையறை இன்றும் பின்பற்றப்படுகிறது. இருப்பினும், என் தாத்தாவின் பெரிய வீட்டில், இது சாத்தியமாக இருந்தது. இன்றைய காலகட்டத்தில் பெண்களுக்கு உலகமே கைபிடிக்குள். அவளுடைய சிறிய வீடு அல்லது படுக்கையறை உலகமாகி விடுகிறது. ஆனால் அருகிலுள்ள சிநேகிதி வீட்டிற்கு அல்லது சிறிய காபி கடைக்கு சென்று வர வேண்டும் என்று தோன்றினால் தாராளமாக செல்லுங்கள். என் பாட்டனார் வீட்டில் இருந்த அந்த பிரத்யேக அறை, வெளி உலகத்தைப் பார்க்கும் படியாக அமைக்கப்பட்டிருந்தது. இதனால் பிரசவித்த பெண், எதிலும் கலந்து கொள்ளாமலே அனுபவிக்க முடிந்தது. வீட்டை விட்டு பத்து பதினைந்து நிமிடங்கள் நடக்கக்கூடிய தூரத்திற்கு மேல் செல்ல வேண்டாம் என்று தான் கூறுவேன். மேலும் உங்களுக்கு நன்கு தெரிந்த, சுத்தமான, ஆரோக்கியமான சூழ்நிலை கொண்ட இடங்களுக்கு மட்டுமே செல்லவும் அதுவும் நீங்கள் போனால் உங்களை நன்கு பார்த்துக் கொள்ளக்கூடிய மனிதர்கள் இருக்கிறார்களா என்பதையும் கவனித்துக் கொள்ளுங்கள்.

8. என்னுடைய மாதவிடாய் எப்போது மீண்டும் துவங்கும்? எப்போது எல்லாம் பழைய நிலைக்கு வரும், எப்போது நான் என் அலுவலகப் பணிகளைத் தொடரலாம்?

நீங்கள் மூன்று நான்கு மாதங்களுக்குப் பிறகு குழந்தைக்கு பால் கொடுப்பதை நிறுத்திவிட்டால் மாதவிடாய் தொடங்கலாம். நீங்கள் சாப்பிடும் உணவு உங்கள் பழைய நிலையையும், பழைய பணிகளையும் தொடர உதவும். முக்கியம் என்னவென்றால் இதற்காக நீங்கள் அவசரப்படத் தேவையில்லை நிதானமாக அதே சமயத்தில் முறையாக விதிகளைப் பின்பற்றி உங்கள் பழைய நிலையை அடையலாம். தங்களைத் தாங்களே நன்கு கவனித்துக் கொள்ளக் கூடிய பெண்கள் பழைய நிலையையும் பழைய அலுவலகப் பணிகளையும் தவறவிட்டு விட்டதாக எண்ணவே மாட்டார்கள். எனவே இத்தகையவர்கள் பிரசவம் ஆன சில நாட்களிலேயே தங்களின் இயல்பு வாழ்க்கைக்குத் திரும்பி விடுவார்கள். மேலும் சிறிய குறிப்பு: ஒருவேளை உங்கள் பிரசவத்திற்குப் பிறகு வேலையை விடப் போகிறீர்கள் என்றால் அதற்கு முன்பிருந்தே நியாயமான முறையில்

வெளிப்படையாக அறிவித்துவிட்டு நல்ல முறையில் விடை பெறுங்கள். மாறாக தீடீரென்று வேலையை விடும் பெண்களால், பிரசவத்திற்குப் பிறகு வேலையைத் தொடர விரும்பும் பெண்களைப் பற்றி மதிப்புக் குறைவாக எண்ணிவிடக் கூடிய நிலைமை உருவாகி விடுகிறது. இதனால் கர்ப்பிணிப் பெண்கள் சம்பளத்தைப் பெற்றுக் கொண்டு, மகப்பேறு பலன்கள் எல்லாம் பெற்றுக் கொண்டு வேலையை விட்டு விடுவார்கள் என்கிற பொதுவான எண்ணம் ஏற்பட்டு அவர்களை நடத்துவதில் வித்தியாசம் காட்டத் தொடங்கி விடுகிறார்கள். சில இடங்களில் பெண்களை வேலைக்கு நியமிப்பதற்கே யோசிக்கிறார்கள். உலகை மாற்றுபவர்களே பெண்கள் என்பதை நினைவில் கொண்டு, வேலைக்குச் செல்லும் பெண்களுக்கு என்று ஒரு கம்பீரமான, கண்ணியமான சூழ்நிலை உருவாக்கப்பட வேண்டும்.

9. இடுப்புப் பட்டை அணிவது, வயிறு ஒட்டிய தோற்றத்தை தருமா? என்னுடைய பாட்டி வயிற்றை சுற்றி ஒரு துணியை இறுக்கமாகக் கட்டிக் கொள்ள சொல்கிறாளே?

இறுக்கமான இடுப்புப் பட்டைகளை அணிவதை நான் அறிவுறுத்த மாட்டேன். அது நீங்கள் மூச்சுவிடுவதற்கு சிரமத்தை ஏற்படுத்தி சுவாசமற்ற நிலையை ஏற்படுத்திவிடக் கூடும். மாறாக சுகமான, நவீனமான ஆடைகளை அணிந்து தொப்பையை அழகாக மறையுங்கள். நிறைய ஆக்ஸிஜனும் ரத்த ஓட்டமும் கிடைத்தால் தொப்பை இயற்கையாகவே குறையத் தொடங்கிவிடும். அதற்காக வயிற்றை அழுத்தும் பட்டைகள், ஆடைகளை அணியத் தேவையில்லை. சுறுசுறுப்பாகவும் உடற்பயிற்சி களை மேற்கொண்டும் இருந்தாலே போதும். நினைவில் கொள்ளுங்கள் உடற்பயிற்சியின் பலன் ஆரோக்கியமான உடலுக்கே கிடைக்கும், சோர்வான, களைத்து விழுந்த உடலுக்கு அல்ல. பாட்டிமார்கள் சொல்வது போல புடவைத் துணி குறிப்பாக சிவந்த புடவை, இடுப்பை சுற்றி கட்டப்பட்டிருந்தால் அது உங்கள் சுவாசத்தை பாதிக்காமல், அதே சமயத்தில் உங்கள் முதுகெலும்புக்கு ஆதரவாக இருக்கக்கூடும். பிரசவத்திற்குப் பிறகு முதுகெலும்பு சற்று பலவீனமாக இருக்கும் என்பதினால் தான் பெண்கள் இவ்வாறு புடவையை சுற்றிக் கொள்ள ஆரம்பித்தார்கள். மேலும் உடலின் சமநிலைக்கும் உதவும்.

இதுவும் ஒரு தூளியைப் போலத்தான் நமது பாட்டிமார்கள் குழந்தையை துணியில் சுற்ற வலியுறுத்தினாலும் நமது மருத்துவர்கள் அதற்கு எதிராகவே சொல்லி வந்துள்ளனர். நான் பெரிய குடும்பத்திலிருந்து வந்தவள் ஆகையால் எனது பத்தாவது வயதிலிருந்தே துணியில் சுற்றப்பட்டிருக்கும் குழந்தையை எந்தவித பயமுமில்லாமல் தூக்கி சுமந்திருக்கிறேன். இப்போது மேற்கத்திய நாடுகளில் மகப்பேறு வகுப்புகளில் குழந்தையை எவ்வாறு துணியில் சுற்றி வைத்துக் கொள்வது, எடுத்துச் செல்வது என்றெல்லாம் கற்றுத் தருகிறார்கள். ஆராய்ச்சிகள் செய்வதற்கு நீண்ட காலம் எடுத்துக் கொள்ளப்பட்டாலும் இறுதியில் அவை பாரம்பரிய அறிவுகளை ஏற்றுக்கொள்ளவே செய்கின்றன. எனவே உங்கள் பாட்டிமார்கள்

கர்ப்ப காலக் குறிப்புகள்

சொல்வதைக் கேளுங்கள். மேலும் நினைவில் கொள்ளுங்கள் D என்பது தாதிமாவே (பாட்டி) தவிர டாக்டரோ, டயடீஷியனோ இல்லை.

10. என்னுடைய தலைமுடி: பிரசவத்திற்குப் பிறகு கொட்டிவிடுமா? நரைத்துவிடுமா?

இல்லவே இல்லை. பிரசவம் உங்கள் தலைமுடிக்கு எந்தவித கொடூரத்தையும் செய்து விடாது. ஆனால் கர்ப்பத்துக்கு முன்னும், கர்ப்பத்தின் போதும், பின்பும் சரியான சரிவிகித உணவை நீங்கள் உட்கொள்ளாதிருந்து உங்கள் தைராய்டு பலவீனப்பட்டுப் போயிருந்தால் தலைமுடிக்கு பிரச்சினை உண்டாகும் வாய்ப்பு அதிகம். எனவே, உங்கள் தலைமுடி, சருமம் மற்றும் கொடி போன்ற இடை ஆகியவற்றை பாதுகாத்துக் கொள்வதற்கு, முறையான உணவை முறையாக சாப்பிடப் பழகுங்கள்.

11. தாய்ப்பால் கொடுப்பது உண்மையிலேயே அவசியமா?

கண்டிப்பாக அவசியம். உங்கள் குழந்தைக்கு பொருந்தக்கூடிய பாக்டீரியாக்கள் கொண்டது தாய்ப்பால். ஒரு சில மாதங்களில் உங்கள் குழந்தைக்கு நாட்டுப்பசுவின் பாலை அறிமுகப்படுத்தலாம். இதற்கான ஏற்பாட்டினை முன்கூட்டியே தொடங்கிவிடுங்கள். இதற்கும் மாற்றாக அரிசிக்கஞ்சி, கேழ்வரகு கூழ், அதிக நீர் சேர்த்த அரிசி-பருப்பு வேகவைத்த நீர் ஆகியவைகளை கவனத்தில் கொள்ளலாம். உங்கள் குழந்தையை நீங்கள் எத்தகைய ஆகாரம் கொடுத்து வளர்க்க வேண்டும் என்பதை நீங்களே தீர்மானித்துக் கொள்ளுங்கள்.

இமாலயத்தில் தாய்ப்பால் கொடுத்தல்

இமாலயப் பிரதேச சமூகத்தின் மிகச்சிறந்த ஒன்று என்னவென்றால் அதன் கட்டிடக்கலை சொல்லும் கதைகள் தான். ஒவ்வொரு சிறிய கிராமத்தின் மத்தியிலும் ஒரு ஆலயம் இருக்கும், அதுதான் மிகப் பெரிய கட்டிடமும் அழகானதுமாகும். அதன் உள்ளே மிகப் பெரிய ப்ராகாரங்களும், மிகவும் நேர்த்தியாக பராமரிக்கப்படும் முற்றங்களும் காணப்படும். நாங்கள் எப்போதெல்லாம் மலையேற்றத்திற்காக கிராமங்களை கடந்து செல்கிறோமோ அப்போதெல்லாம் அங்கிருக்கும் ஆலயத்திற்கும் செல்வதுண்டு. நண்பகலில் போய் சேர்ந்தால், அநேகமாக அனைத்துப் பெரியவர்களும் வீட்டிற்கு வெளியே நிலங்களிலும் காடுகளிலும் தான் இருப்பார்கள். வெகு சில பெண்களே கிராமத்தின் அனைத்துக் குழந்தைகளுக்கும் பாதுகாப்பாக இருப்பார்கள். அத்தகைய பெண்களும் அநேகமாக ஆலய வளாகத்தில் தன் குழந்தைக்கும், பக்கத்துவீட்டுக் குழந்தைகளுக்கும், ஊரார் குழந்தைகளுக்கும்

பாரபட்சமின்றி தாய்ப்பால் கொடுத்துக் கொண்டிருப்பார்கள். அதே சமயத்தில் கைகளால் குழந்தையின் தலையைக் கோதிக்கொண்டே உங்கள் மீது வைத்தக் கண்களை திசை திருப்பாமலே உங்களுடன் பேசுவார்கள். இவர்களிடம் தாய்ப்பால் கொடுப்பது அவ்வளவு முக்கியமா என்று கேட்டால், முக்கியம் தான் வேலை செய்யாமல் ஆலய வளாகத்திலேயே இருக்கலாமே என்று சிரித்துக் கொண்டே சொல்வார்கள். நான் அவர்களை விட்டுப் பிரியும் போதெல்லாம் வேண்டிக்கொள்வது என்னவென்றால் இவர்கள் இப்போது வாழ்ந்து கொண்டிருக்கும் வாழ்க்கை முறையிலிருந்து மாறிவிடக் கூடாது என்று தான். அந்த ஆலயத்தின் கதவுகள் மூடியிருந்தாலும் என் பிரார்த்தனையை அதனுள் இருக்கும் பெண் கடவுள் கேட்டுக் கொண்டு தானிருப்பாள் என்று நம்பிக்கை இருக்கிறது.

T4 எனப்படும் பிரசவத்திற்குப்பின் ஆன கால கட்டத்திற்கான மிக உயர்ந்த 9 உணவு வகைகள்:

நான் மீண்டும் சொல்கிறேன், என் வாடிக்கையாளப் பெண்கள் பிரசவத்திற்குப் பிறகும் மிகவும் ஒல்லியாக இருக்கிறார்கள் ஏனென்றால் அவர்கள் ஆரம்பத்திலிருந்தே என்னுடைய ஆலோசனைகளைத் தொடங்கும் போதே அதற்கேற்ற உடல்வாகுடன் இருக்கிறார்கள். ஒரு சில வாடிக்கையாளப் பெண்மணிகளிடம் உடற்பயிற்சியாளர்கள், ‘குழந்தையைப் பிரசவித்த 12லிருந்து 16 வாரங்களுக்குள் இத்தகைய ஒட்டிய வயிற்றை பெறமுடியும் என்று உங்களைப் பார்த்த பிறகு தான் எங்களுக்கு நம்ப முடிகிறது’ என்று கூறுவார்களாம். இவ்வாறு அல்லாமல் பிரசவத்தின் போது நீங்கள் உடல் தகுதியற்றவராக இருந்தால் உங்கள் உடல் மீது அன்பு செலுத்தக்கூடிய வலிமையைப் பெறுங்கள். படிப்படியாக நடவடிக்கை மேற்கொள்ளுங்கள் அப்படி செய்தால் இந்த பிரசவம் என்பது ஆரோக்கியமாகவும் அழகிய உடல் அளவுகளுடனும் இருக்கும்.

அதற்கு எத்தகைய உணவுகள் உதவக்கூடும்? உங்கள் அதிர்ஷ்டம் மூன்றுக்கு பதிலாக ஒன்பது உணவு வகைகள் இதோ:

உணவு 1: கோந்து (உண்ணக் கூடிய பசை)

இயற்கையாகக் கிடைக்கக் கூடிய இந்த உண்ணக்கூடிய பசை உங்கள் உடல் மனம் இரண்டையும் இணைக்கக் கூடியது. மூளைக்கு சக்தி கொடுப்பதுடன், ஜீரணத்திற்கு உதவுகிறது, நோய் எதிர்ப்பு சக்தியை அதிகரிக்கிறது. உங்களுக்காக எல்லாம் செய்கிறது. மீண்டும் உங்களை பாலுணர்வுக்குத் தூண்டவும் உதவுகிறது. (பெண் உறுப்பை மீண்டும் இறுக்கமடையச் செய்யக் கூடியது) எனவே இது ஒரு வயோதிகத்துக்கு எதிராக வேலை செய்யக்கூடியது என்றும் சொல்லலாம். எனவே இந்த பசையை மறந்து விடாதீர்கள்.

எப்படிப் பயன்படுத்துவது:

- லட்டுவாக செய்து சாப்பிடுவது-பிரசவத்திற்குப் பிறகு முதல் மாதத்தில் சாப்பிடக் கூடியது.

- நீரில் ஊறவைத்து பாலுடன் குங்குமப்பூ மற்றும் சர்க்கரை சேர்த்து பாயசமாக செய்து சாப்பிடவும்-பிரசவித்த இரண்டாம் மாதம் சாப்பிடலாம்.

- மேற்கூறிய இரண்டுமே உங்களுக்குப் பிடிக்கவில்லை என்றால், மூலிகை 'டீ' யாகப் பருகலாம்.

உணவு 2: ஓமம்

அனைத்து ஜீரண பிரச்சினைகளுக்கும் உங்கள் பாட்டியின் கை வைத்தியம் பூஞ்சை எதிர்ப்பு திறன், பாக்டீரியா எதிர்ப்பு திறன் கொண்டதாக இருந்தது. இது உங்களையும் உங்கள் சந்ததியையும் காப்பாற்றக் கூடியதாக இருந்தது.

> இரவில் குழந்தை தூங்காமல் இருப்பது அதற்கு வயிற்றுப் பிரச்சினையை, வாயு மற்றும் அமிலத்தன்மை ஏற்படுத்தும் பிரச்சினையை ஏற்படுத்துகிறது. அந்த சமயத்தில் ஓமத்தை தவிர வேறு எதுவும் உடனடியாகவும் பாசத்துடனும் தீர்வு தரப்போவதில்லை.

பாசத்துடன் என்று நான் சொல்வதற்கு காரணம் என்னவென்றால், இதர பிற ஜீரணத்திற்கு உதவக் கூடியவைகள் போல் இது, ஓமம், ஊட்டச்சத்து உட்க்ரகித்தலில் தலையிடப்போவதில்லை. ஆனால் உங்களை பாடுபடுத்தும் அனைத்திலிருந்தும் விடுவிக்கப்போகிறது.

எப்படிப் பயன்படுத்துவது:

- ஓம நீர்-நமது தேசத்தில் கர்ப்பிணிப் பெண்கள் பிரசவத்திற்குப் பிறகு குடிக்கும் மிகவும் புகழ்பெற்ற பானம் இது.

- நீங்கள் சாப்பிடுவதற்காக செய்யும் சப்பாத்தி மாவில் கொஞ்சம் ஓமத்தை சேர்த்துப் பிசைந்து செய்யுங்கள்-ஓம பராத்தா என்று அழைக்கப்படுகிறது. அல்லது நீங்கள் குடிக்கும் அரிசிக் கஞ்சியுடன் ஓமமும் சிறிது நெய்யும் சேர்த்துப் பருகவும்.

- நல்லெண்ணெய் அல்லது நெய்யுடன் ஓமத்தைக் கலந்து உங்கள் உச்சந்தலை மற்றும் வயிற்றுப்பகுதியில் தடவவும். இது உங்கள் உடல் குளிர்ச்சிக்கும் சருமத்தின் மேன்மைக்கும் உதவக்கூடியது.

உணவு 3: பாதாம்

உங்கள் உள்ளூரில் கிடைக்கும் பாதாம் வாங்கிப் பயன்படுத்துங்கள். நீங்கள் காஷ்மீரில் வாங்கினாலும் கின்னனூரில் வாங்கினாலும் அடிப்படையில் அது இந்திய இமாலயப் பிரதேசத்தை சேர்ந்தது தான். இதிலுள்ள சத்துக்கள் உங்கள் கூந்தலுக்கு செழிப்பை மீண்டும் ஏற்படுத்துவதோடு, உங்கள் முகத்துக்கும் பழைய தேஜசைக் கொடுக்கும். அவை தவிர பாதாமிலுள்ள கொழுப்பு அமிலங்கள், உங்களின் எலும்பு மற்றும் தசைகளுக்கு வலிமையைக் கொடுப்பதுடன், வயிறு, தொடை மற்றும் பின்புற பகுதியில் தெரியக்கூடிய கொழுப்பினை சரிப்படுத்தி சருமத்தை மென்மையாக்கி விடும்.

எப்படிப் பயன்படுத்துவது:

- ஒரு சில பாதாம்களை முதல் நாள் இரவே தண்ணீரில் ஊறவைத்து, தோல் உரித்து அப்படியே காலை உணவாக சாப்பிடவும். அல்லது எப்போது வேண்டுமானாலும் சாப்பிடவும்.
- அல்வா, பர்பி, லட்டுகள் செய்து சாப்பிடலாம்.
- உங்கள் மீது மிகவும் அன்பு வைத்துள்ளவர்கள் யாராவது வீட்டிற்கு வந்தால், அவர்களுடன் குங்குமப்பூ, லவங்கப்பட்டை மற்றும் பாதாம் சேர்த்து கவ்வா (kawha என்பது க்ரீன் டீ போன்றது) தயாரித்து குடிக்கவும்.

உணவு 4: கம்பு

முத்து தானியம் என்று மேற்கத்தியர்களால் அன்புடன் அழைக்கப்படுகிறது இதில் பிரசவத்திற்குப் பிறகு ஒரு பெண்ணின் உடல் மீண்டும் பழைய சக்தியைப் பெறுவதற்கு என்னென்ன தேவையோ அத்தனை சத்துக்களான தாதுப்பொருள்கள், நார்ச்சத்து, அமினோ அமிலங்கள் என்று அனைத்தும் கிடைகின்றன. நோய் எதிர்ப்பு சக்தியைக் கூட்டுகிறது, உங்களுடைய மிகவும் சிரமமான காலகட்டத்தில் அரிப்பு, தடிப்பு, நீர் கசிவுகள் மற்றும் நோய் தொற்று எதுவும் ஏற்படாமல் பாதுகாக்கிறது. தைராய்டு ஹார்மோன்கள் மற்றும் இன்சுலின் ஆகியவற்றிற்கும் ஆதரவாக இருக்கின்றது. இந்த கம்பு எனும் முத்து தானியத்தை எப்போதும் நிறைய நெய்யுடன் சேர்த்து தான் உண்ண வேண்டும்.

எப்படிப் பயன்படுத்துவது:

- ரொட்டி, சப்பாத்தி செய்து சாப்பிடுவது சுலபமான வழி.
- வேலைக்கு செல்லும் பெண்களுக்கு கஞ்சி, பாயசம் போன்று விரைவாக செய்து சாப்பிடலாம்.

- கிச்சடி, பொங்கல் செய்து சாப்பிடலாம். இதனை செய்து கொடுக்கும் பெரியவர்கள், பக்கத்து வீட்டினர் ஆகியோரை தெரிந்து வைத்துக் கொள்வது நல்லது.

உணவு 5: சோம்பு

இதனை பெரும்பாலோர் சாப்பிட்ட வாய்க்கு நறுமணம் தருவதற்கே பயன்படுத்துகின்றனர். இயற்கையாகவே காற்றில் ஆவியாகி விடக் கூடிய எண்ணெய் சத்தும் ஆன்டி ஆக்ஸிடன்ட் தன்மையும் கொண்டுள்ளது.

தாதுப்பொருள்கள், நிறைந்துள்ள இதற்கு வயிற்று எரிச்சல், கட்டிகள் மற்றும் புற்றுநோய் தவிர்க்கும் குணங்கள் உண்டு. மார்வாடிகள் பிரசவத்திற்குப் பின் ஆன காலகட்டத்தை ஜாபா என்று அழைப்பார்கள். அப்போது குல்கந்து, சோம்பு கலந்த வெற்றிலையை உண்ணும் வழக்கம் உடையவர்களாக இருந்தார்கள். அவர்கள் இதனை, பெண்களின் பிறப்பு உறுப்பும் கர்ப்பப்பை போன்ற உள் உறுப்புகள் மீண்டும் பழைய முழு சக்தியையும் திறனையும் பெறுவதற்காக பயன்படுத்துகிறார்கள். தற்போது இதன் அரிய குணங்களைத் தெரிந்துக்கொண்ட நெஸ்லே நிறுவனம் இதன் காப்புரிமைக்கு முயன்று வருகிறது. ஆனால் மார்வாடிப் பெண்கள் தங்களது அரிய அறிவினை வீணாகப் போகச் செய்து விடுவார்களோ என்று பயப்படுகிறேன். நான் அனைத்து தரப்பு பிரிவினருடனும் பணி புரிகிறேன். ஆனால் இந்த சமூகத்தை சேர்ந்த பெருவாரியான பெண்கள் இந்த லட்டுகளை தேவாமிர்தமாக நினைத்து உண்ணாமல் கம்மோடுகளில் கொட்டி விடுகிறார்கள். உடல் பருமனாகி விடுமோ என்கிற பயத்தில். தற்போது இது எவ்வாறு வேலை செய்கிறது என்று பாருங்கள்-ஸாக்ரோ ஒபிசிடியில் (sacro-obesity) கொண்டு விடுகிறது.

எப்படிப் பயன்படுத்துவது:

- சோம்பு டீ, அல்லது சோம்பு நீர்-சோம்பை தண்ணீரில் கொதிக்க வைத்து சர்க்கரை சேர்த்துப் பருகவும்.

- உணவுக்குப் பிறகு வறுத்த சோம்பை சிறிது வெல்லத்துடன் சாப்பிடலாம். வாயின் நறுமணத்திற்கு உதவும்.

- வெற்றிலை பாக்குடன் சோம்பு சிறிது வைத்து சாப்பிடலாம். அல்வா சாப்பிடும் போது அதன் மீது சிறிது தூவி சாப்பிடலாம்.

உணவு 6: எள்

எனக்கு மிகவும் பிடித்த ஒன்று. மிகவும் சுவையானது, முக்கிய கொழுப்புச்சத்து கொண்டது, பண்டைகால கலாச்சாரங்களின் முதுகெலும்பு, மனித உடலின் முதுகெலும்பு மற்றும் மூளையின் ஆரோக்கியத்தை பாதுகாக்கக் கூடியது. பசி உணர்வை முறைபடுத்தக் கூடியது, அழுத்தமாக உடலில் குடிகொண்டுவிட்ட கொழுப்பு சத்துக்களை கரைத்து ரத்த

சர்க்கரையை முறைபடுத்தக் கூடியது. பல்வேறு முறைகளில் இதனைப் பயன்படுத்தலாம். அராபிய பெண்களின் அழகிய சருமத்திற்கு இதுதான் ரகசியம்.

எப்படிப் பயன்படுத்துவது:

- எள்ளு லட்டுகளும் சிக்கி எனப்படும் கடலை மிட்டாய் போன்ற எள் மிட்டாய்களும் உணவின் நடுவே சாப்பிடக் கூடிய மிகச்சிறந்த ஆரோக்கிய உணவாகும். நீங்கள் உங்கள் அலுவலகப் பணிகளுக்கு திரும்பிவிட்டால், அப்போது இது ஒரு சிறந்த நொறுக்குத்தீனி போல் பயன்படுத்தலாம்.

- எள் சட்னி-உப்பு சப்பு இல்லாத உணவின் நடுவே காரசாரமாக இதனை சட்னி செய்து சாப்பிடலாம்.

- எள் எண்ணெய் (நல்லெண்ணெய்)-குளிக்கும் முன்பு தலை உடலில் நன்கு தேய்த்து குளிப்பது உடலுக்கு மிகவும் குளிர்ச்சியை கொடுக்கும். சருமத்தின் மேன்மைக்கும், பிரசவத்தின் அறிகுறிகள் நீங்கவும் உதவுகிறது.

உணவு 7: ஆளி விதை

இந்தியன் சூப்பர்ஃபுட்ஸ் *(Indian Superfoods)* என்கிற என்னுடைய புத்தகத்தில், நான் இதனை அழகிற்கான மாத்திரை என்று குறிப்பிட்டுள்ளேன். இரும்புச்சத்து நிறைந்தது. உங்களின் சோர்வு, எரிச்சல் ஆகியவைகளை கட்டுப்படுத்தும். இந்த சிவந்த சிறிய விதையை இளநீரில் ஊறவைத்து சாப்பிடுவது பிரசவத்திற்குப் பின் ரத்தப்போக்கினை கட்டுப்படுத்தும். உங்களின் தாதுப்பொருள் சேமிப்பு நிரந்தரமாக புதுப்பிக்கப்படும்.

எப்படி பயன்படுத்துவது:

- ஆளி விதையுடன் வெல்லம் மற்றும் தேங்காய் சேர்த்து செய்த லட்டு, உலகின் மிகச் சிறந்த உணவாகும். டார்க் சாக்லெட் கினி பன்றிகளின் மூளை நலத்துக்கு மட்டுமே உதவக்கூடியது என்றால் இது நம்மைப் போன்ற பெண்களின் மூளைக்கு மிகவும் உதவும்.

- நீரில் ஊறவைத்து கீர்-பாயசம் செய்து சாப்பிடலாம்.

- இனிப்பு பிடிக்காதா? எள்ளுடன் சேர்த்து சட்னி செய்து சாப்பிடலாம்.

உணவு 8: தேங்காய்

இயற்கை அன்னையின் மிகவும் சக்தி வாய்ந்த பால்: லாரிக் அமிலம் நிறைந்தது. தொற்று நோய்கள், உடல் நலக்குறைவு, என்று

அனைத்திலிருந்தும் பாதுகாக்கிறது. தேங்காயில் இருக்கும் முக்கிய கொழுப்பு, முதுகெலும்பு மற்றும் தசை இரண்டுக்கும் வலிமையைக் கொடுக்கிறது. மிகவும் முக்கியமான ஆனால் அலட்சியப்படுத்தப்பட்டு விட்ட தாய்ப்பால் ஊறுவதற்கு உதவும் ஒன்று.

எப்படிப் பயன்படுத்துவது:

- இளநீர் மற்றும் அதன் வழுக்கை சிறந்த நீர்ச்சத்து தரக்கூடிய சிறந்த உணவு ஆகும்.
- புதிய தேங்காய் துருவல் லட்டுகள்/பர்பி போன்றவை செய்யலாம்.
- சற்றே உலர்ந்த தேங்காய் துருவல் பயன்படுத்தி சட்னிகள் பாயசம் செய்யலாம். தேங்காயுடன் வெல்லம் சேர்த்து அப்படியே சாப்பிடலாம் இதனால் மாலையில் ஏற்படும் சோர்வு தடுக்கப்படும்.

உணவு 9: வெந்தயம்

இப்போது அமெரிக்கா மருத்துவ மனைகளில் இதனை, தாய்ப்பால் ஊறுவதைத் தூண்டக்கூடிய சிறந்த மருந்தாக கருதப்படுகிறது. இந்த தேசத்தில் நீங்கள் குழந்தையை பெற்றுக் கொண்டால் உங்கள் குழந்தைக்கும் வெந்தயத்திற்கும் அமெரிக்க பாஸ்போர்ட் கிடைத்துவிடும். ஆனால் நீங்கள் இந்தியாவில் இருந்தால் அடிப்படை விஷயங்களுக்கே திண்டாடுவீர்கள், உதாரணமாக உங்கள் குழந்தையின் பிறப்பு சான்றிதழில் தாயாரின் பெயரை இணைப்பது போல. மேலும் விதவிதமான லட்டுகளைக் கொண்டு வந்து திணிக்கும் பெண்கள் கூட்டத்தை தவிர்க்கத் திணறுவீர்கள்.

வெந்தயம் உங்களை புத்துணர்ச்சியுடன் இருக்கச் செய்யவும், ரத்த சர்க்கரையை முறைப்படுத்தவும், தைராய்டு சுரப்பிகளை பராமரித்து தாய்ப்பால் சுரக்கவும் உதவும். எனவே வெந்தயம் மறந்து விடாதீர்கள்.

எப்படிப் பயன்படுத்துவது:

- நெய், சர்க்கரை, கோந்து, தேங்காய் மற்றும் வெந்தயம் சேர்த்து செய்த லட்டுகள் அடர்ந்த ஊட்டச்சத்து கொண்டது, மிகவும் நல்லது.
- காய்கறிகள் மற்றும் பச்சடிகள் செய்யும் போது வெந்தயத்தை தாளிக்க உபயோகப்படுத்தலாம்.
- மேற்கூறிய எதுவும் உங்களுக்குப் பிடிக்கவில்லையா? தண்ணீரில் ஊறவைத்து அப்படியே சாப்பிடுவது நல்லது. ஆனால் முக்கிய கொழுப்புடன் சேர்த்து சாப்பிடுவது சிறந்தது.

பிரசவத்திற்குப் பின்னாலான உணவுத்திட்டம்

நேரம்	உணவு	குறிப்புகள்
உணவு 1 - எழுந்தவுடன்	ஊற வைக்கப்பட்ட பாதாம்/உலர் பழங்கள்/புதியபழங்கள் +1 ஸ்பூன் சூடான நெய் (அ) *கூந்த் லட்டு தேங்காய், வெந்தயம், நெய் கொண்டு செய்யப்பட்டது.	காலை 3 மணிக்கு எழுந்து விட்டால், இதனை சாப்பிட்டு விட்டு, மீண்டும் தூங்கலாம். * அல்லது இரவு வெகு நேரம் விழித்திருந்தாலும்
உணவு 2 - காலை உணவு+வைட்டமின் B காம்ப்ளெக்ஸ் வைட்டமின் C.	கம்பு பாயசம் நெய்யுடன் ஓமம் பராத்தா/கொள்ளு பராத்தா ஓமத்துடன்/அவல்	இந்த உணவுக்கு முன் அல்லது பின் குட்டித் தூக்கம் போடலாம்.
உணவு 3 - மதிய சாப்பாட்டுக்கு முன்பு	வெந்நீரில் ஓமம்/சோம்பு/பால்/உலர் பழங்கள் (மசாலா பாலைப்போல)/புதிய பழங்கள்	உங்கள் பசிக்குத் தகுந்தாற் போல் எடுத்துக் கொள்ளவும்.
உணவு 4 - மதிய உணவு ஆல்பா லிபோயிக் அமிலம் (அ) ஆளி விதை, வைட்டமின் D (அ) பிரசவகால வைட்டமின்.	கம்பு ரொட்டி நெய்யுடன் +சுரைக்காய்/பூசணி பீர்கங்காய் கூட்டு+பாசிப் பருப்புடன்+தேங்காய் சட்னி தயிர்/இனிப்பு சோம்பு	ராகி/தினை/அரிசி சாப்பிடலாம், காலையில் கம்பு எடுத்திருந்தால். காய்கறி நெய்யில் சமைத்தது, எள் சட்னி நல்லது
உணவு 5 - பின் மதியம்	கூந்த் லட்டு/ஆளிவிதை லட்டு அல்லது உலர் தேங்காய், வெல்லம், சோம்பு, தனியா, வேர்கடலை கலந்தது.	கண்டிப்பாக சாப்பிடவும் இப்போது வேண்டாம் என்றால், முதல் உணவாக சாப்பிடவும்.
உணவு 6 - மாலை உணவு	ஆளி விதை லட்டு/பாதாம் அல்வா/ரொட்டி/காக்ரா/ஓமம் சேர்த்த தேப்ளா எள், தேங்காய் சட்னி	வேண்டுவதை சாப்பிடவும். புதிய பழங்களும் நல்லது.
உணவு 7 - இரவு உணவு+antioxidant with selenium, zinc, chromium+காரடீன்	பாசிப்பருப்பு கிச்சடி/பொங்கல் கொள்ளு நெய்யுடன், லட்டு, பால்/காய்கறிகள் கலந்த திணை உப்புமா	பசிக்கு ஏற்றவாறு லேசான/அதிகமான உணவு. தினம் பசித்தன்மை மாறும். தேவைக்கு ஏற்ப சாப்பிடவும்.

கர்ப்ப காலக் குறிப்புகள்

நேரம்	உணவு	குறிப்புகள்
உணவு 8 - உறங்கும் முன் கால்ஷியம் சிட்ரேட் 1000mg	மஞ்சள்பொடி, சுக்கு/ ஜாதிக்காய் பொடி கலந்த பால்/ஊறவைத்த ஆளி விதை+சர்க்கரை சுவைக்கு * உலர் பழங்களின் பொடி தேவைப்பட்டால்	*உலர் பழங்களின் பொடி சேர்த்துக் கொள்ளவும், இரவு உணவு சரியாக சாப்பிடவில்லையானால்.

பிரசவத்திற்குப் பின்னாலான முக்கிய குறிப்புகள்:

* கர்ப்பகாலம் முழுவதுமே பசியின் தன்மை மாறிக்கொண்டே இருக்கும் என்றாலும் பிரசவத்திற்குப் பிறகு தான் உண்மையிலேயே பசியின் தன்மை வெகுவாக மாறுபடும்.

* எப்போதுமே வயிறு லேசாக இருக்குமாறு சாப்பிடவும். நேற்று ஒரு ரொட்டி சாப்பிடவுடன் போதும் என்று தோன்றியது இன்று இரண்டு ரொட்டி சாப்பிட்டவுடன் தோன்றலாம். அடுத்த நாள் மேலும் அரை ரொட்டி சாப்பிட்டவுடன் திணறுவது போல் இருக்கும்.

* எப்போதும் ஏதாவது ஒரு நேர உணவு தான் அப்படி இப்படி இருக்கும். மற்றவை சாதாரணமாக இருக்கும். இது சகஜம் தான் என்று புரிந்து கொள்ளுங்கள்.

* சில நேரங்களில் சாப்பிடும் போது வெறுப்பும். வாந்தியும் ஏற்படக்கூடும் அது முந்தைய நாளில் சரியாக தூங்காததினால் அல்லது அதிக நேரம் கண் விழித்திருந்ததினால் இருக்கலாம்.

* பிரசவத்திற்குப்பின், எவ்வளவு சீக்கிரமாக நீங்கள் எடை இழக்கிறீர்களோ, எவ்வளவு நன்றாக தாய்ப்பால் சுரக்க ஆரம்பிக்கிறீர்களோ என்பதெல்லாம் எவ்வளவு சீக்கிரமாக நீங்கள் மீண்டும் பழைய ஆரோக்கியத்தை பெறுகிறீர்கள் என்பதைப் பொறுத்தது. எனவே உங்களுக்கு கிடைக்கக்கூடிய அனைத்து உதவிகளையும் ஏற்றுக்கொள்ளுங்கள். வியர்வை சிந்தத் தேவையில்லை.

தைராய்டு சுரப்பி உண்மையிலேயே மிகவும் அதிகமாக, அதிக நேரம், உங்கள் பிரசவ காலத்தில் உதவுவதற்காக கடின உழைப்பை நல்குகிறது. அதனால் அதனை மீண்டும் நல்லபடியாக இயங்குவதற்கு நாம் முயல வேண்டும். நீங்கள் இப்போது உடல் எடை குறைப்பிற்காக உங்கள் உணவில் கலோரிகளைக் கட்டுப்படுத்தினால், நீங்கள் தைராய்டு சுரப்பியுடன் ஆபத்து விளையாட்டு விளையாடுகிறீர்கள் என்று அர்த்தம். இதனால் பிரசவத்திற்குப் பின் ஆன தைராய்டு பிரச்சினைகளை நீண்ட கால அளவு அனுபவிக்க வேண்டியிருக்கும்.

- *சிறு சிறு லட்டுகளாகப் பிடித்து வைத்துக் கொண்டால் தேவைப்படும் அளவு மட்டுமே சாப்பிட சுலபமாக இருக்கும். ஒரேயடியாகப் பெரியதாக இருந்தால் சாப்பிட கஷ்டமாக இருக்கும்.*

- *வழக்கமான பருப்பை விடக் கூட தெளிந்த பருப்புத் தண்ணீரில் சிறிது நெய், சிறிது சாதம் போட்டு குடிக்கலாம். அதுவும் உங்களுக்கு இருமல் அல்லது தொற்று ஏதாவது இருக்கும் போது.*

- *அனுபவம் வாய்ந்த தாதிமார்களின் ஆலோசனை கிடைத்தால் நல்லது. அப்படி இல்லையென்றால் நல்லெண்ணெயை உடல் முழுவதும் தேய்த்து பத்து பதினைந்து நிமிடங்கள் கழித்துக் குளிப்பது நல்லது.*

- *உங்களுக்கு மிகவும் சோர்வாக இருந்தாலும், இரவுத் தூக்கமின்றித் தவித்தாலும் உங்கள் பாதங்களை வெதுவெதுப்பான நெய்யினால் தேய்த்துவிடவும். உச்சந்தலையில் சிறிது தேங்காய் எண்ணையைத் தேய்த்துக் கொள்ளவும்.*

பிரசவத்திற்கு பின் காலகட்டத்திற்கான பாரம்பரிய உணவு வகைகள்

சமையல் குறிப்பு 1: ஆளிவிதை லட்டு

வழங்கியவர்: ரேகா திவேகர், மும்பை.

ருஜுதா சொல்கிறார்: சுலபமான என் பிடித்த உணவு. பிரசவத்திற்குப் பின் தேவைப்படும் அனைத்து ஊட்டச்சத்துக்களும் கிடைத்துவிடும். தாய்ப்பால் கொடுக்கும் பெண்களுக்கு மிக அவசியம். மைக்ரோபையோமுக்கு (microbiome) மிகவும் முக்கியமானது.

செய்முறை:

- 50 கிராம் ஆளி விதைகளை ஒரு மணி நேரம் இளநீர் அல்லது பாலில் ஊறப்போடவும்

- இதனை புதிதாகத் துருவப்பட்ட தேங்காய்த் துருவல், பொடித்த வெல்லம் ஆகியவற்றுடன் கலக்கவும்.

- பித்தளைப் பாத்திரத்தில் சிறிதளவு நெய்யை சூடாக்கி மேற்கூறிய அனைத்தையும் போடவும்.

- இந்தக் கலவை நன்கு சமைத்து வரும் வரை கிளறவும்.

- இந்தக் கலவையை லட்டுகளாகப் பிடிக்க வேண்டும்.

கர்ப்ப காலக் குறிப்புகள்

இந்த உணவு முறையில் புத்தம் புதிய தேங்காய்த்துருவல் பயன்படுத்தப்பட்டுள்ளதால் இந்த லட்டுகள் குளிர்சாதனப் பெட்டியில் வைத்திருந்தாலும் அதிக நாட்கள் வராது என்பதை கவனத்தில் கொள்ள வேண்டும்.

சமையல் குறிப்பு 2: கோந்து ராப்

வழங்கியவர்: சந்தியா ரனாவத், ராஜஸ்தான், சிங்கப்பூர்

ருஜுதா சொல்கிறார்: உங்கள் சகோதரர் மற்றும் தந்தை இந்த சமயத்தில் பங்கேற்கலாம். அவர்கள், தாயாருக்கு பதிலாக, தங்களது சகோதரி/மகளுக்கு செய்து கொடுக்கலாம். அதிக சமையல் வேலை இல்லை. மிக சுலபமாக பின்பற்றக்கூடிய வழிகள் உங்களுக்குப் புரியும்.

படிப்படியான விதிகள்:

- அடி கனமான கடாயில் சிறிது நெய் விட்டு சூடுபடுத்தவும்.
- சாப்பிடக்கூடிய பசையான கோந்து சேர்த்துக் கிளறவும்.
- அது மெதுவாக உப்ப ஆரம்பிக்கும். (இரண்டு நிமிடங்களுக்குள் உப்பி விடும்) நன்றாக உப்பியவுடன் வெந்நீர் சேர்க்கவும்.
- கோந்து நன்றாகக் கரையும் வரை கிளறவும்.
- வெல்லம், சுக்கு-மிளகு பொடிகள், பாதாம், தேங்காய்த்துருவல் சேர்க்கவும்.
- இரண்டு நிமிடங்கள் கிளறி இறக்கவும்.

இந்த உணவு முறை முதுகெலும்பிற்கு சக்தியும் வலுவும் கொடுக்கக் கூடியது. பிரசவத்திற்குப் பிறகு இரண்டு அல்லது மூன்றாவது நாளில் கொடுக்கப்படுவது.

சமையல் குறிப்பு 3: வெந்தய உசல்

வழங்கியவர்: ஆர்த்தி மராத்தே, புனே

ருஜுதா சொல்கிறார்: வெந்தயம் உங்கள் உடல் மீண்டும் வலுவடைவதற்கும் தாய்ப்பால் சுரப்பதற்கும் மிகச் சிறந்தது. இதனை முளைகட்டச் செய்து பயன்படுத்துவது ஊட்டச்சத்துகளை கிரகித்துக் கொள்வதற்கு சுலபமானது.

செய்முறை:

- வெந்தயத்தை முதல் நாள் இரவே ஊறவைத்து விடவும்.
- அடுத்த நாள் நீரை வடிகட்டி, சுத்தமான துணியில் கட்டி முளைக்க விட்டு விடவும்.
- கடாயில் எண்ணெய் விட்டு காய்ந்ததும் கடுகு, சீரகம், பெருங்காயம், கருவேப்பிலை, மஞ்சள்பொடி போட்டு வதக்கவும்.
- முளைத்த வெந்தயத்தை சேர்த்து, வதக்கி மூடி போட்டு சமைக்கவும்.
- கொஞ்சம் ஆவி வந்ததும், சிறிது கோகம் (புளி போன்றது) சிறிது மிளகாய்த்தூள், உப்பு சேர்க்கவும். நீர் சேர்த்து சிறிது நேரம் சமைக்கவும்.
- வெந்தயம் பாதி வெந்தவுடன் வெல்லம் சேர்க்கவும்.
- தேங்காய்த்துருவல், பச்சை கொத்துமல்லி சேர்க்கவும்.
- சுடச்சுட ரொட்டி, சப்பாத்தி, பரோட்டாவுடன் பரிமாறவும்.

சமையல் குறிப்பு 4: ஹரீரா

வழங்கியவர்: ஆர்த்தி கௌதம், உத்திரப்பிரதேசம்

ருஜுதா சொல்கிறார்: ***தலைமுடி-சருமம்-நகம் பாதுகாப்பிற்கு உங்கள் பாட்டியால் அங்கீகரிக்கப்பட்ட உணவு.***

செய்முறை:

- ஒரு கப் பேரிச்சங்காய், அரை கப் பாதாம், அரை கப் முந்திரிபருப்பு கால் கப் வால்நட் ஆகியவற்றை கரகரப்பாக பொடித்துக் கொள்ளவும்.
- கடாயில் நான்கு ஐந்து ஸ்பூன்கள் நெய் விட்டுக் காய்ந்ததும் பொடியை போட்டு ஏலக்காய் சேர்த்துக் கிளறவும்.
- மென்மையான தீயில் இந்தக் கலவையை வாசம் வரும் வரை வறுக்கவும்.
- 2-3 கப் நீர் சேர்த்து கொதிக்க வைக்கவும்.

- சுக்குப்பொடி, சீரகப்பொடி, கைப்பிடி அளவு உலர் திராட்சை, சுவைக்கு ஏற்ற வெல்லம் சேர்த்து, நெய் வெளியே வரும் வரை சுருள கிளறவும்.
- கடைசியாக ஒரு ஸ்பூன் நெய் சேர்க்கவும்.
- இதனை 2-3 தினங்களுக்கு வைத்து சாப்பிடலாம்.

உடல் வலிமைக்கும் தாய்ப்பால் சுரப்பிற்கும் உதவக்கூடியது.

சமையல் குறிப்பு 5: தேங்காய்-கசகசா பாயசம்

வழங்கியவர்: உமா குல்கர்னி, மகாராஷ்டிரம்

இது உங்களுக்கு பின் இரவு உணவாக, சோர்வான இரவுகளில் உதவும். இது நல்ல தூக்கத்தை மீண்டும் பெறுவதற்கு உதவும்.

செய்முறை:

- ஒரு கப் உலர்ந்த தேங்காய்த்துருவல் எடுத்து கடாயில் வறுக்கவும்.
- மற்றொரு கடாயில் ஒரு ஸ்பூன் கசகசாவைப் போட்டு வாசம் வரும் வரை வறுக்கவும்.
- இரண்டையும் கரகரவென்று பொடித்துக் கொள்ளவும்.
- மூன்று கப் பாலை காய்ச்சவும்.
- பொடிகளைப் போட்டு மென்மையான தீயில் ஐந்து நிமிடங்கள் விடாமல் கிளறவும்.
- ஏலக்காய், ஜாதிக்காய் பொடிகள் சேர்க்கவும். ஊறவைத்து, தோல் உரித்து, சீவப்பட்ட பாதாம்களை சேர்க்கவும். சுவைக்குத் தேவையான சர்க்கரை சேர்க்கவும்.

குழந்தை தாய்ப்பால் குடிப்பதாக இருந்தால் இந்த உணவு முறை குழந்தையை நீண்ட நேரம் நல்ல தூக்கத்தில் ஆழ்த்தும்.

சமையல் குறிப்பு 6: கருப்பு சீரகம், பூண்டு, வெங்காய விதை தாளிப்பு.

வழங்கியவர்: தேபஸ்ரீ, கொல்கத்தா

ருஜுதா சொல்கிறார்: ***இந்த மசாலா கலவை ஜீரணம் மற்றும் தாய்ப்பால் சுரப்பிற்கு உதவக்கூடியது. அதுவும் உங்கள் உடல் உப்பியது போல் உணர்ந்தால் அதற்கு நிவாரணம் இந்த உணவு.***

செய்முறை:

- தாளிக்கும் கடாயில் சிறிது நெய் விட்டு சூடானதும், சீரகம், வெங்காய விதைகள், ஓமம் 2-3 பூண்டுகள், சிறிது மிளகுப்பொடி சேர்க்கவும்.

- மென்மையாக வறுத்து கல் உப்பு சேர்க்கவும்.

- இதனை சிறிது சாதத்துடன் கலந்து சாப்பிட்டு விட்டு, பிறகு மீதமுள்ள சாதத்தை இதர காய்கறிகளுடன் உண்ணவும்.

நாங்கள் பிரசவத்திற்குப் பிறகு சாப்பிடும் முன் சாப்பிடுகின்ற மிகவும் புகழ் பெற்ற உணவு இது. இது கர்ப்பப்பை சுருங்குவதற்கு மிகவும் உதவும் என்று என் அம்மா சொல்வாள். மேலும் ஜீரணத்திற்கும் எதிர்ப்பு சக்திக்கும் நல்லது.

சமையல் குறிப்பு 7: பலன்டினி சி சொல் கடி (Balantini chi sol kadi)

வழங்கியவர்: மேதினி பத்தாரே கோர்கோங்கர், கோவா

ருஜுதா சொல்கிறார்: கோகம், பல காரணங்களுக்காக சிறந்த உணவாக இருக்கிறது, அத்துடன் தேங்காய் சேர்ப்பது மீண்டும் உங்களது பாலுணர்வுகளை பழைய நிலைக்கு கொண்டு வருவதற்கு உதவுகிறது.

செய்முறை:

- சில துண்டுகள் கோகம் எடுத்து ஒன்று அல்லது இரண்டு மணி நேரம் நீரில் ஊறவைக்கவும். (கோகம் துண்டுகள் மூழ்கும் வரையிலான தண்ணீர் இருக்க வேண்டும்) இது கோகம் ஜூஸ் கிடைக்க, உதவும்.

- அத்துடன் சிறிது சர்க்கரையும் உப்பும் சேர்க்கவும்.

- சாப்பாட்டிற்காக மேஜையைத் தயார் செய்யும் போது, புதிதாகத் துருவப்பட்ட தேங்காய்த் துருவலுடன் 1 அல்லது 2 பூண்டுகள், ஓமம், வண்ணத்திற்காக சிறிது காஷ்மீர் மிளகாய்ப்பொடி (நாங்கள் கோவாவிலிருந்து கொண்டு வரப்பட்ட சிறிய சிவந்த மிளகாயைப் பயன்படுத்துவோம்) ஆகியவற்றை மிக்ஸியில் அரைத்துக் கொள்ளவும். இதனை வடிகட்டி கோகம் ஜூஸ்சுடன் கலந்து விடவும்.

- பொடியாக நறுக்கிய கொத்துமல்லி, சுவைக்கேற்ற சர்க்கரை மற்றும் உப்பு சேர்த்து சாப்பிடவும்.

இது ஜீரணத்திற்கு உதவுவதுடன், வயிற்றுப் பூச்சி நீக்கியாகவும் செயல்படுகிறது.

சமையல் குறிப்பு 8: மேலோக்ரா

வழங்கியவர்: ரூபா வாசன், பெங்களூர்

ருஜுதா சொல்கிறார்: சதகுப்பி எனப்படும் மூலிகையே ரகசியம். இதனை பருப்பு மற்றும் சாதத்துடன் கலந்து சாப்பிடுவது தாதுப்பொருள்களையும் நுண்ணிய ஊட்டச்சத்துக்களின் உட்க்ரகித்தலையும் சுலபமாக்குகிறது.

செய்முறை:

- சதகுப்பி மூலிகை கீரையுடன் துவரம்பருப்பு சேர்த்து, சிறிது மஞ்சள் பொடி, கொஞ்சம் எண்ணெய் சேர்த்து சமைக்கவும். இதனை பிரஷர் குக்கரில் 6 விசில் வரும் வரை வைக்கலாம்.
- ஒரு கப் தேங்காய்த்துருவல், 2 ஸ்பூன் அரிசிமாவு, ஒரு பச்சை மிளகாய், சிறிது பச்சை கொத்துமல்லி, கால் ஸ்பூன் மஞ்சள் பொடி, ஒரு சிட்டிகை பெருங்காயம், 2 பூண்டு பற்கள், அனைத்தையும் நன்றாக அரைத்துக் கொள்ளவும்.
- குக்கர் ஆறியவுடன் திறந்து அந்த கலவையில் அரைத்த விழுதினைப் போட்டு, நன்றாகக் கலந்து, சுமார் 10 நிமிடங்கள் மிதமான தீயில் சமைக்கவும். தேவைப்பட்டால் சிறிது நீர் சேர்த்துக் கொள்ளலாம்.
- கடுகு, உளுத்தம்பருப்பு அல்லது சீரகம் தாளிக்கவும்.
- சாதம், நெய்யுடன் பரிமாறவும்.

சமையல் குறிப்பு 9: மணத்தக்காளி வத்தல்/முருங்கை இலை

வழங்கியவர்: ஸ்ரீகலா கணேஷ், கேரளா/தமிழ்நாடு

ருஜுதா சொல்கிறார்: மிகவும் எளிமையான சுலபமான உணவு. முருங்கை இலை இயற்கையே நமக்கு வழங்கியுள்ள மருந்தகம் என்று புகழ் பெற்று செய்திகளில் பேசப்படுகிறது. அது போல் மணத்தக்காளிக்காயும் அதன் வத்தலும் அதன் மதிப்பு தெரியாமல் நமது தேசத்தில் ஏழைகளின் உணவாகவே இருந்து வருகிறது.

செய்முறை:

- மணத்தக்காளி செடியின் காய்களை வாங்கி, பறித்து வெய்யிலில் காயவைக்கவும். வத்தலாகவும் மூலிகை கடைகளில் கிடைக்கும்.

ருஜுதா திவேகர்

கேரளா தமிழ்நாடு முழுவதும் மிகவும் பரவலாக கிடைக்கக் கூடியது. நன்கு காய்ந்த வத்தலை நெய்யில் வறுத்து, சூடான சாதத்தில் போட்டு பிசைந்து முதலில் இரண்டு மூன்று வாய்கள் சாப்பிட்டுவிட்டு பிறகு தொடரலாம்.

- இது போல் முருங்கை இலைகளையும் பறித்து, சுத்தம் செய்து, நெய்யில் வறுத்து சாதத்துடன் சாப்பிடலாம்.

தாய்ப்பால் சுரப்பிற்கு மிகவும் உதவக்கூடியது.

சமையல் குறிப்பு 10: ஓமத் தண்ணீர்

வழங்கியவர்: சரிகா தீரஜ் ஓஸ்வால், வன்ச்தா (சூரத் அருகில்)

ருஜுதா சொல்கிறார்: கணவர்கள் செய்து கொடுப்பதற்கான மற்றுமொரு பக்குவம். (அவர்கள் தங்கள் மனைவிக்கு நிறைய செய்து கொடுத்தாலும் எனக்கு மகிழ்ச்சியே) ஆனால் நான் குறிப்பிட்டு சொன்ன அனைத்தும் கட்டாயம் செய்து கொடுக்க வேண்டும்.

செய்முறை:

- கடாயில் 3 ஸ்பூன்கள் நெய்விட்டு சூடாக்கவும்.
- மூன்று ஸ்பூன்கள் வெல்லத்துண்டுகளை சேர்க்கவும்.
- ஒரு கப் தண்ணீர் சேர்க்கவும்.
- வெல்லம் கரைந்தவுடன் 2 ஸ்பூன்கள் ஓமம்-பொடி செய்து சேர்க்கவும்.
- நன்றாகக் கொதித்தவுடன் வடிகட்டி பயன்படுத்தவும்.

பிரசவம் ஆன முதல் மூன்று நாட்களில் இதனைக் குடிக்க கொடுத்தால் உடலிலுள்ள கழிவுகள் அனைத்தும் வெளியேற உதவும். மூன்று நாட்கள் ஓமத் தண்ணீர் குடித்தவுடன், பாதாம், கொப்பரை தேங்காய், உண்ணக்கூடிய பசை, பேரிச்சங்காய் மற்றும் வெல்லம்-ஓமம் கலந்த திட வடிவமான ஆஜ்மோ சாப்பிடத் தொடங்கலாம்.

உடற்பயிற்சிக்கான குறிப்புகள்
... செய்வதா? வேண்டாமா?

இது கேள்வி அல்ல. உண்மையான கேள்வி என்னவென்றால்: தாய்மை என்கிற உங்கள் புதிய அவதாரத்தில் உங்களை எவ்வாறு பொருத்திக் கொள்வதற்குத் திட்டமிட்டுள்ளீர்கள்? என்பதே. எங்கிருந்து அதற்கான வலிமையையும் தீவிரத்தையும் பெறப்போகிறீர்கள்? இது வாழ்நாள் முழுவதுமான பொறுப்பு. இதற்கு மூளையும் உடல் வலிமையையும் மிகச் சரியாக இருக்க வேண்டியது அவசியம், அதாவது உச்சந்தலையிலிருந்து பாதம் வரையில்.

உடற்பயிற்சி செய்வது வலிமை, தீவிரம், வளைந்து கொடுக்கும் தன்மை, எதிர் செயல்கள், ஆகியவற்றிற்கு உதவும். இவற்றில் பிரசவத்திற்குப் பின், உச்சபட்ச முக்கியத்துவம் பெறுவது வலிமை தான். அதற்கான மூன்று முக்கிய காரணங்கள்:

1. சிறந்த வலிமை என்பது உடலின் திண்மை. மேம்படுத்தப்பட்ட திண்மை என்றால் உயர் இன்சுலின் உணர்திறன், எனவே பிரசவத்தின் போது, கர்ப்ப கால சர்க்கரை நோய் மற்றும் இதர பிரச்சினைகள் வருவது தவிர்க்கப்படலாம்.

2. பிரசவ நேரத்தில் நெகிழ்ந்து கொடுக்கும் தன்மை கொண்ட இடுப்பு பகுதிகள் முதுகுத் தண்டு எடை தாங்கும் பகுதிகளுக்கு பாதுகாப்பு கொடுக்கும்.

3. வலுவான உடல் குறிப்பாக முதுகுத் தண்டு வலுவாக இருக்குமேயானால் பிரசவத்திற்குப்பின் உடல் மீண்டும் பழைய உருவை திரும்பிப் பெறுவதற்கு சுலபம்.

தசைகளை மிகவும் வலுவடையச் செய்யக்கூடியதும் உடலின் கொழுப்புக்களை குறையச் செய்வதற்குமான மகத்தான பயிற்சி என்னவென்றால் வலிமைப் பயிற்சி தான். (Strength Training) இந்த பயிற்சி தான் அநேகமாக எல்லோராலும் ஏதோ சில பயங்களால்-அதாவது ஒருவேளை இந்தப்பயிற்சி உடலை பருக்கச் செய்துவிடும் என்றோ, அல்லது பிரசவத்திற்குப் பின் செய்வது ஆபத்து என்றோ தவிர்க்கப்பட்டு விடுகிறது.

டோன்ட் லூஸ் அவுட், வொர்க் அவுட் வாசகர்களுக்கு தெரியும் வலிமை பயிற்சி பற்றி, அதே சமயத்தில் அனைவரும் நினைவில் கொள்ள வேண்டியது-கர்ப்பத்தின் சூத்திரமே பளு தூக்குவது தான் என்பதை. வலிமைப்பயிற்சி இந்த பளுவை எவ்வாறு திறமையாகத் தூக்குவது என்பதற்கான பயிற்சி தான். பன்னிரெண்டிலிருந்து பதினைந்து வரை சிரமமில்லாமல் தூக்குவது தான் பயிற்சியே. ஒவ்வொரு முறையும் வெறும் முப்பது நிமிட நேரமே செலவழிக்க வேண்டி வரும். இதனால் உங்கள் பரந்த அடர்ந்த கூந்தலுக்கு பங்கம் வராது, உங்கள் கருப்பைக்கு சிறந்த ரத்த ஓட்டமும் ஆக்ஸிஜன் சுழற்சியும் கிடைக்கும். இந்த பயிற்சியை மேற்கொண்டால் பாதுகாப்பான உடல் உறவும் சாத்தியமாகும் ஏனென்றால் உங்கள் கருப்பை எப்போதும் அதற்கு தயாராகவே இருக்கும். நான் என்ன சொல்கிறேன் என்பது உங்களுக்குப் புரியும்.

கர்ப்ப காலத்திலும் இந்தப் பயிற்சியை மேற்கொள்ளலாம், ஏனென்றால் எத்தகைய பின் விளைவையும் ஏற்படுத்தாத பாதுகாப்பான பயிற்சியாகும். உங்கள் உடலின் இதர பாகங்களையோ, உங்களுக்குள் இருக்கும் குழந்தையையோ சிரமப்படுத்தாமல் குறிப்பிட்ட சதை பகுதிகளுக்கு மட்டுமாக இயந்திரத்தைப் பயன்படுத்தி செய்யலாம். கர்ப்ப காலத்தில் உங்களை ஜம்பிங் அதாவது குதித்தல் செய்வதற்கு தடை விதிக்கப்படுகிறது ஏனென்றால் அது பின் விளைவை ஏற்படுத்தக் கூடியது. ஆனால் வலிமைப் பயிற்சி அத்தகையது இல்லை. அதுவும் பிரசவத்திற்குப் பின் இந்தப் பயிற்சியால் தளர்ந்த சதைப்பகுதிகள் மீண்டும் பழைய நிலையை அடைவதற்கு சுலபமாக இருக்கும்.

அப்படியானால் நீங்கள் இதயம் மற்றும் யோகா பயிற்சிகளை செய்யக் கூடாதா? படுக்கை ஒய்வு? இதற்கான பதில்கள் பின் வருகின்றன.

அந்தப் பகுதிக்கு நாம் போவதற்கு முன்னால் பிரசவத்திற்கு முன்னும் பின்னும் செய்ய வேண்டிய உடற்பயிற்சிகளைப் பற்றி முக்கியமாக இரண்டு விஷயங்களை நீங்கள் தெரிந்து கொள்வது மிக அவசியம்:

1. உடற்பயிற்சியும் நல்ல பாக்டீரியாக்களும்

உடற்பயிற்சிகளின் தெரியாத பல நன்மைகளில் ஒன்று மைக்ரோபயோம் மீது அதன் விளைவு. ஆரோக்கியமான கர்ப்ப காலத்திற்கு இந்த

மைக்ரோபையோம்மின் பங்கு மிகவும் முக்கியமானது. அதன் பிறகும் உங்கள் உடல் ஆரோக்கியம் மற்றும் உங்கள் குழந்தையின் உடல் ஆரோக்கியத்திற்கு கொழுப்பு இழப்பு, ஒட்டிய வயிறு ஆகியவற்றுடன் ஒப்பிடும் போது இது கூடுதல் முக்கியத்துவம் பெறுகிறது. உடற்பயிற்சி, குறிப்பாக புட்டிரேட் உற்பத்தி செய்யும் பாக்டீரியாக்களின் வலிமையை கூட்டுகிறது. இதன் காரணமாக மலச்சிக்கல் மற்றும் வாயுப்பிரச்சினைகள் ஆகியவற்றிலிருந்து விடுதலை மட்டுமல்லாமல் இன்சுலின் எதிர்ப்பு மற்றும் நோய் எதிர்ப்புசக்தி ஆகியவற்றிற்கும் உதவுகிறது. நல்ல ஆரோக்கியத்திற்கு உடற்பயிற்சி மிகவும் அவசியம் ஒருவேளை உங்கள் மருத்துவர் உடற்பயிற்சிகளைப் பற்றி மிகவும் பின்தங்கிய கருத்துக்களைக் கொண்டிருந்தால் உடனடியாக அவரை மாற்றி விடுங்கள்.

உங்கள் வாழ்க்கையில் உடற்பயிற்சியை முக்கியமாகக் கொள்வதற்கு மற்றுமொரு காரணம் என்னவென்றால் உடல் தசைக்கு மட்டுமல்ல உங்கள் மூளை திறம்பட செயல்படுவதற்கும் உடற்பயிற்சி அவசியம். நல்ல பாக்டீரியாவும் மூளையும் வெகு நெருங்கிய உறவு கொண்டவை. எனவே கர்ப்பம் தரிப்பதற்கு முன்பிருந்தே மன அழுத்தங்களை தவிர்ப்பதற்கு உடற்பயிற்சி செய்வதை வழக்கமாக்கிக் கொள்ளவும்.

கர்ப்ப காலத்தில் பொறுமை இழக்காமல் இருப்பதற்கும், பிரசவத்திற்குப் பின் சோர்ந்து நோயாளி போல் இல்லாமல் இருப்பதற்கும் பிரசவத்திற்குப்பின் ஆன மன அழுத்தம் தவிர்ப்பதற்கும் உடற்பயிற்சி அவசியம்.

2. உடல் வெப்ப ஒழுங்கு முறை

நாம் உடற்பயிற்சி செய்யும் போது செய்யப்படும் சக்தியின் செலவு இரண்டு தலைப்புகளின் கீழ் வரையறுக்கப்படுகிறது: 1) இந்தப் பயிற்சிகளை செய்யும் போது நாம் இழக்கும் கலோரிகள் 2) உடல் வெப்பத்தைக் குறைப்பதற்கு நாம் எரிக்கும் கலோரிகள்.

கர்ப்ப காலத்தில், உடல் வெப்பத்தைக் குறைப்பதற்கு இழக்கத் தேவைப்படும் கலோரிகள் ஒரேயடியாக உயர்ந்து, நாம் எதையோ இழந்து விட்டோமோ என்கிற சோர்வு மனப்பான்மையை ஏற்படுத்தி விடும். ஆனால் உண்மையில், அந்த களைப்பு உடற்பயிற்சி செய்வதால் வெளியாகும் அதிக வெப்பத்தை குறைப்பதற்கு அல்லது சாதாரண நிலையில் நிறுத்துவதற்கு நாம் மேற்கொள்ளும் முயற்சிகளின் விளைவே. அதனால் தான் நன்கு காற்றோட்டமுள்ள உள் அறைகளில் செய்வது, நன்கு சுவாசிக்கக்கூடிய பயிற்சிகள், நீர்ச்சத்து குறையாதிருத்தல் ஆகியவை இந்த காலகட்டத்தில் அவசியமானவை. இவ்வாறு சில கவனங்களுடன் உடற்பயிற்சியை மேற்கொள்ளுவது நீங்கள் களைத்து சோர்ந்து விழுந்து விடாமல் இருப்பதிலிருந்து காப்பாற்றும்.

கர்ப்ப காலத்தின் போதும், பின்னாலும் அடிக்கடி கேட்கப்படும் கேள்விகள்

1. கர்ப்ப காலத்தில் கார்டியோ செய்யலாமா?

கார்டியோ/என்டுரன்ஸ்/ஸ்டாமினா உடற்பயிற்சிகளுக்கு சைக்கிள் செய்வது அல்லது நீந்துவது சிறந்தது, ஏனென்றால் இரண்டிற்குமே நீங்கள் உங்கள் எடையை சுமக்க வேண்டிய அவசியமில்லை. இந்த பயிற்சிகளில் இடுப்பு, முதுகு, முழங்கால், கணுக்கால் மட்டுமல்லாமல் உங்கள் கருப்பை மற்றும் உள்ளிருக்கும் குழந்தையும் பாதுகாப்பாகவே இருக்கும். இதயம் மற்றும் நுரையீரலுக்கு மட்டுமே தனிப்பட்ட பயிற்சியாக இருக்கும், கொழுப்பு எரிப்பின் பயனும் கிடைக்கும். மேலும் ரத்த ஓட்டம் மேன்மையடையும். அதே சமயத்தில் வேறு எந்தவிதமான பாதிப்பும் இருக்காது.

உடற்பயிற்சியாக நீங்கள் கருதினால் நடப்பதும் பாதுகாப்பான நடவடிக்கை தான்-நடப்பதிலேயே சில கூடுதல் சவால்களையும் முயற்சிக்கலாம். மேடாக இருக்கும் இடத்தில் நடப்பது, சுறுசுறுப்பாக நடப்பது, குறிப்பிட்ட காலக்கெடு வைத்துக் கொண்டு, உதாரணமாக முப்பது நிமிடங்கள் போன்று, வைத்துக் கொண்டு நடப்பது. ஆனால் இது போன்ற பயிற்சிகளில் முதன் முறையாக ஈடுபடுபவராக இருப்பதை தவிர்த்து விடுங்கள். ஏற்கனவே நடைபயிற்சி செய்தவர்களாக இருந்தால் தான் பாதுகாப்பானது என்பதை நினைவில் கொள்ளுங்கள். மீண்டும் ஒருமுறை படித்துப் பாருங்கள்.

> நடைபயிற்சி என்பது உங்கள் முழு எடையையும் தாங்குவதாகும். இடுப்பு, பின் முதுகு, முழங்கால், கணுக்கால், பாதம் என்று அனைத்திற்கும் உடலின் எடை சுமை இருக்கும். உங்கள் பிரசவம் சிக்கலானது என்றாலும், கடினமான பயிற்சிகளை/வேலைகளை தவிர்க்க ஆலோசனை கூறப்பட்டிருந்தாலோ நடைபயிற்சியை தவிர்த்து விடுங்கள். இதற்கு பதிலாக உடல் எடை தாங்க வேண்டிய அவசியம் இல்லாத பயிற்சிகளான சைக்கிள் ஓட்டுதல், நீந்துதல் போன்றவைகளை செய்யலாம். வலிமை பயிற்சியும் தான்.

நடப்பது என்பது சைக்கிள் மற்றும் நீந்துதல் விட, சுலபமானது. இருப்பினும் பாதுகாப்பைக் கருதி இரண்டாவதாக சொல்வதைப் பின்பற்றுங்கள். எனக்கு உள்ளிடத்திலேயே சைக்கிள் செய்வது மிகவும் பிடிக்கும், ஏனென்றால் எடை சுமப்பது அவசியமில்லை என்பதைவிட, குளிர்வசதி செய்யப்பட்ட கூடத்தில் சைக்கிள் செய்வதனால் வியர்த்து வழிய வேண்டிய அவசியமில்லை.

2. யோகா செய்யலாமா?

இது உடற்பயிற்சியை விட மிக அழகான வாழ்க்கை முறையாகும். உலகம் முழுவதும் கர்ப்ப காலத்தில் யோகா செய்வது பாதுகாப்பானது என்று

கருதப்பட்டாலும், மிகச் சிறந்த யோகா ஆசிரியர் மூலம் கற்றுக் கொள்வதே சிறந்தது. நான் மீண்டும் வலியுறுத்துகிறேன், தயவு செய்து தாய்மைக்கான ஐயங்கார் யோகா புத்தகத்தைப் படியுங்கள். (Yoga for Motherhood) *கர்ப்ப ஸ்த்ரீகளுக்கு பிரத்யேகமான ஐயங்கார் யோகா முறைகளுக்கான* வகுப்புகள் ஆன்லைன் மூலம் மும்பை தாண்டி பலருக்கும் கிடைத்துப் பயன்பெற வேண்டும் என்றே விரும்புகிறேன். இந்த வகுப்புகள் ஐந்தாம் மாதத்திலிருந்து ஆரம்பமாகிறது. தொடர்ந்து கர்ப்ப காலத்திற்கேற்ப முறையான பயிற்சிகள் அளிக்கப்படுகின்றன. இந்தப் பயிற்சிகள் தாய் சேய் இருவருக்குமே ஊட்டச்சத்து க்ரகித்தல், ரத்த ஓட்டம், எடை தாங்கும் மூட்டு இணைப்புகளின் அழுத்தத்தை குறைப்பது என்று பல வகைகளிலும் பயனுள்ளதாக இருக்கின்றன.

3. ஜும்பா/நடனம்/தண்ணீர் யோகா ஆகியவைகள் பற்றி?

நீங்கள் ஏற்கனவே ஜும்பா மற்றும் நடனங்களில் ஈடுபடுபவராக இருந்தால், உங்கள் கர்ப்பத்தைப் பற்றிய இனிய செய்தியைப் பகிர்ந்துக் கொண்டுவிட்டு கட்டிப்பிடித்தலையும் ஆனந்த கூச்சல்களையும் எதிர்பாருங்கள். (இதர பயிற்சியாளர்களைவிட இவற்றின் பயிற்சியாளர்கள் உணர்வுகளை மிகவும் வெளிப்படுத்துபவர்களாக இருப்பார்கள்) பிறகு நீங்கள் எதில் பங்கு கொள்ளலாம், எவற்றை தவிர்க்க வேண்டும் என்பது பற்றி தெரிந்து கொள்ளுங்கள். உடல் பாரம் தாங்கக்கூடிய மூட்டுகளுக்கு அதிகம் சிரமம் தரக் கூடிய பயிற்சிகளான ஒரேயிடத்தில் நின்று கொண்டு ஓடுவது, குதிப்பது, போன்றவைகளைத் தவிர்த்து விடுங்கள். கர்ப்ப காலத்தின் பிற்பகுதியில் சறுக்குவது போன்ற இயக்கங்கள் கால்களின் தசை நார்களை பிடித்துக் கொண்டுவிடும். நல்ல அனுபவம் வாய்ந்த பயிற்சியாளர் தையற்காரர் இயக்கத்தை (Tailor Movements) உங்களுக்கும் உங்கள் குழந்தைக்கும் உதவும் வகையில் பயிற்சி அளிக்கலாம்.

தண்ணீர் யோகா அல்லது பயிற்சி பிரச்சனையில்லை, ஏனென்றால் தண்ணீருக்கு அடியில் உங்களுக்கு உடல் பாரம் இருக்கப் போவதில்லை. படுக்கை ஓய்வில் இருக்க வேண்டும் என்று ஆலோசனை வழங்கப்பட்ட அனைவருக்கும் இது ஒரு சிறந்த பயிற்சியாகும். படுக்கையில் கிடப்பதைவிடக் கூட தண்ணீருக்கடியில் செய்யக்கூடிய பயிற்சி உடல் மீது பாரத்தை அதிகரிக்காது. மரத்துப் போகாமல் உங்கள் எலும்புகள் தசை நார்களை வலுவடையவும் செய்யும்.

உங்கள் உடல் புவிஈர்ப்பு விசையுடன் சுருங்குவதற்கான விசித்திரமான இயக்கம் அல்லது சுருங்கி விரிதலுக்காக தசைகள் நீட்சியடைவது ஆகியவை இந்த பயிற்சியில் இல்லாதிருத்தல் கர்ப்பிணிகளுக்கு பாதுகாப்பானதாகவும் காயங்கள் ஏதும் ஏற்படாதிருக்கவும் உதவுகிறது. குழந்தைக்கு எந்தவித சிரமத்தையும் கொடுக்காத நீருக்குள் பிரசவம் என்பதன் மிகப் பெரிய விஷயம் இதுதான்.

ருஜுதா திவேகர்

4. நடப்பது தவிர வேறு எந்தவித உடற்பயிற்சியும் வேண்டாம் என்று என் மருத்துவர் கண்டிப்பாக அறிவுறுத்தி உள்ளார். இப்போது நான் என்ன செய்வது?

மகப்பேறு மருத்துவர்கள், எலும்பு மருத்துவர், இதய மருத்துவர் மற்றும் இதர மருத்துவர், ஆகியோருக்கு உடற்பயிற்சி, உடலியல், உயிர் இயக்கவியல், மனித உடலியக்கியவியல், பணிச்சூழலியல் ஆகியவற்றில் பயிற்சி இருக்காது. எனவே தான் இத்தகைய தவறான ஆலோசனைகள். 'டோன்ட் லூஸ் அவுட், வொர்க் அவுட்' (Dont Lose Out, Work Out) டில் ஏராளமான விஷயங்கள் உள்ளன. ஆனால் இதோ சில அடிப்படை விஷயங்கள் உங்களுக்குத் தெரிந்திருக்க வேண்டியவை:

- உடற்பயிற்சி உடல் ஆரோக்கியத்திற்கும், ஆரோக்கியமான கர்ப்ப காலத்திற்கும், சுகப்பிரசவத்திற்கும் பிரசவத்திற்குப் பின் உடல் மீண்டும் பழைய நிலையை அடைவதற்கும் மிகவும் நல்லது.

- உடற்பயிற்சி பாதுகாப்பானது மட்டுமல்ல, American College of Obstetricians and Gynaecologists உள்பட உலகெங்கும் அனைத்து அமைப்புகளாலும் பரிந்துரை செய்யப்படுகிறது.

- நடை பயிற்சியை உடற்பயிற்சியாகக் கருதும் எந்தப் பெண்ணும் (எடை தாங்கும் இணைப்புகளில் உயிரியக்கவியல் அழுத்தங்களைத் தாங்குதல்) அவளுடைய கர்ப்ப காலத்தில் யோகா செய்வதற்கும், எடை பயிற்சிக்கும், சைக்கிள் பயிற்சி செய்வதற்கும், நீச்சல் செய்வதற்கும் தகுதியானவளே. இன்னும் சொல்லப் போனால், இவை எல்லாவற்றையும்விட நடப்பதில் தான் இணைப்புகளுக்கு அதிக அழுத்தம் ஏற்படும்.

- நடப்பது என்பது ஒரு சிறந்த செயல்பாடு தான், ஆனால் வலிமைப் பயிற்சி, நீச்சல் மற்றும் யோகா செய்வது குறிப்பாக வலிமை, திண்மை, மற்றும் உடலின் சமநிலை வகிக்கும் திறன் ஆகியவற்றிற்கு மேலானது. அதே சமயத்தில், இவை குளுகோஸ் உட்க்ரகித்தலை மேன்மை அடையச் செய்யும், சர்க்கரை நோய் ஏற்படுவதைத் தவிர்க்கும், கர்ப்ப காலத்தில் உயர்ரத்த அழுத்தம் ஏற்படுவதைக் கட்டுப்படுத்தும், பிரசவத்திற்குப் பின் ஏற்படக்கூடிய தைராய்டு பிரச்சினைகளைத் தவிர்க்கும்.

உட்கார்ந்த நிலைப் பிரசவம்

2005-2009 வரையில் நான் மும்பையில் ருஜு கல்லூரியில் உடற்பயிற்சிக் கூடம் ஒன்றினை நடத்தி வந்தேன். முதல் பத்து

உறுப்பினர்களில் மூன்று பேர்கள் மகப்பேறு மருத்துவர்கள். அவர்கள் வலிமைப் பயிற்சியின் நன்மைகளைப் புரிந்து கொண்டு அவர்களே கர்ப்பிணிப் பெண்களுக்கு பரிந்துரைத்தார்கள். அவர்களில் ஒருவர், வலிமையையும் பொறுமையும் இருந்தால் உட்கார்ந்த நிலையிலேயே கர்ப்பிணிப் பெண்கள் தங்கள் குழந்தைகளைப் பிரசவிக்க ஊக்குவித்தார். புவியிர்ப்பு சக்தி இயற்கையான எபிடுரல் (epidural), படுத்துக் கொண்டே பிரசவிப்பதை விட இந்நிலையில், பிரசவ அவதியும் குழந்தையை வெளியே தள்ளுவதும் அதிக சோர்வை ஏற்படுத்தாது. யோகாவில் இதற்கெனவே ஒரு பெயர் உள்ளது. காளிகா-ஆசனா, இந்நிலையில் பெண் பிரசவிக்கும் போது குந்திய நிலையில் இருக்கிறாள். நம்புங்கள் நான் சொல்வதை, இந்நிலை மீண்டும் வரப்போகிறது, பழைய காலத்தைப் போல.

5. உடற்பயிற்சி செய்வதற்கு சிறந்த நேரம் எது?

உடற்பயிற்சியைப் பொறுத்தவரையில் எல்லா நேரமும் உகந்ததுதான். ஆனால் கர்ப்ப காலத்தில் உணவுக்குப் பின்னர் செய்வது உசிதம். அதுவும் காலையில் செய்வதைவிட மாலை சிறந்தது. வெளிப்படையான காரணம் என்னவென்றால் உங்களின் காலை அயர்ச்சிதான். பிற்பகலுக்கு மேல் நீங்கள் ஆரோக்கியமாக உணருவீர்கள். மேலும் மாலையில் பயிற்சி செய்வது நீங்கள் சக்தி இழந்து போகவில்லை என்பதை ஊர்ஜிதப்படுத்தப்படுகிறது ஏனென்றால் நீங்கள் உடற்பயிற்சி செய்து விடுகிறீர்களே. உடற்பயிற்சி செய்வதற்கு ஏற்ற ஆரோக்கியத்தை நீங்கள் உணருகிறீர்களேயன்றி உங்களை நீங்களே கட்டாயப்படுத்திக் கொள்ளவில்லை. மாலையில் உடற்பயிற்சி என்பது நாள் முழுவதும் நன்றாக சாப்பிட்டு, நீர்ச்சத்து குறையாமல் இருந்தால் மட்டுமே சாத்தியமாகும். நினைவில் கொள்ளுங்கள், கட்டாய உடற்பயிற்சி நல்ல மைக்ரோபையோம்முக்கு தீங்கினை விளைவிக்கும் என்பதை. இதற்கு அர்த்தம் என்னவென்றால், கர்ப்ப காலத்தில் மன திடத்திற்கு மதிப்பெண்கள் கிடையாது; உடற்பயிற்சியின் மூலம் நீங்கள் அடைய விரும்பும் பலனை அது கொன்றுவிடும். மாலையில் உடற்பயிற்சி செய்வதால் கிடைக்கும் இதர பலன்கள்:

- மாலை நேரம் குளிர்ச்சியாக இருப்பதால் உடல் வெப்பநிலையைக் குறைப்பதற்கு சுலபம். இதனால் களைப்படையாமல் நீண்ட நேரம் உடற்பயிற்சி செய்யலாம்.

- இரவு சாப்பாட்டிலிருந்து ஊட்டச்சத்துக்களை நன்றாக உட்க்ரகித்துக் கொள்ள முடியும்.

- நல்ல உறக்கம் தரும்.
- மறுநாள் காலையில் புத்துணர்ச்சியுடன் கண்விழிக்க உதவும்.

6. உடற்பயிற்சி செய்வதற்கு என்னிடம் சக்தி இல்லை.

பரவாயில்லை. கவலையை விடுங்கள். சும்மா ஒரு நடை போடுங்கள். பூங்காவில் குழந்தைகள் விளையாடுவதைப் பாருங்கள் அல்லது கால்பந்து விளையாடுவதை கவனியுங்கள். நன்றாக சாப்பிடுவதில் கவனத்தை செலுத்துங்கள், நீர்ச்சத்து குறைந்துவிடாமல் பார்த்துக் கொள்ளவும். மதிய வேலையிலும் இரவிலும் நன்றாக ஒய்வு எடுத்துக் கொள்ளுங்கள். இவ்வாறு தொடர்ந்தாலே வெகு விரைவில் உடற்பயிற்சி செய்யும் மன நிலைக்கு வந்துவிடுவீர்கள். எடுத்தவுடன் 20 அல்லது 30 நிமிடங்கள் செய்ய வேண்டியதில்லை. கொஞ்சம் கொஞ்சமாக, ஆரம்பத்தில் ஒரு நாளில் ஐந்து, பத்து நிமிடங்கள் செய்யவும்-படிப்படியாக முன்னேறுங்கள். ஆர்வத்தை விட்டுவிடாதீர்கள். சக்தி எத்தகையது என்றால், அதனை நீடிக்க நீடிக்க நீண்டு கொள்ளும்.. எனவே நீங்கள் தான் இதனை புத்திசாலித்தனமாகக் கையாள வேண்டும். மேலும் உணவுக்குப் பிறகு அல்லது புதுப் பழம் சாப்பிட்ட பிறகு உடற்பயிற்சி செய்தால் சிறப்பாக செய்த உணர்வு உங்களுக்குத் தோன்றும்.

7. பிரசவத்திற்குப்பின் நான் HIIT அல்லது Functional Trainingக்கு திரும்பலாமா?

நீங்கள் HIIT அல்லது Functional Trainingல் பத்து-பதினைந்து வருடங்கள் பயிற்சி பெற்றிருக்கவில்லை என்றால் இடைவெளி எடுத்துக் கொண்டு பாரம்பரிய எடை பயிற்சி அல்லது வலிமைப் பயிற்சி செய்யுங்கள். மீண்டும் சொல்கிறேன், எதுவுமே விளைவைப் பொறுத்தது தான். பின் விளைவு அற்றதும், பணிகளுக்கு இடையே ஒழுங்கு படுத்தப்பட்ட ஓய்வு, உடலுக்கு நல்லது, குறிப்பாக அதன் வெப்ப ஒழுங்கு முறை திறனுக்கு சிறந்தது. கர்ப்ப காலத்தில், உங்கள் தசைகளைப் பயிற்றுவிக்கக் கூடிய இயந்திரங்களைப் பயன்படுத்தவும். உதாரணமாக பெக்ஸ் (மார்பு), லேட்ஸ் (பின்புறம்) க்வாட்ஸ் மற்றும் ஹேம்ஸ்ட்ரிங்ஸ் (கால்), உடம்பின் முழு எடையையும் தாங்கத் தேவையில்லாததும் எடை தாங்கும் மூட்டு இணைப்புகளுக்கு சிரமம் தராததும் ஆன இயந்திரங்கள். இன்றைய ஜிம்களில் அந்த இயந்திரத்தை எவ்வாறு பயன்படுத்த வேண்டும் என்கிற விதிகளை/முறைகளை சொல்லக்கூடிய இயந்திரங்களை வைத்திருக்கிறார்கள், எனவே நல்ல வசதிகள் கொண்ட ஜிம்களில் பணத்தையும் நேரத்தையும் முதலீடு செய்வது நல்லது தான். நீங்களாகவே செய்வதற்கு நம்பிக்கை இல்லை என்றால் நல்ல பயிற்சியாளரும் வைத்துக் கொள்ளலாம்.

- சுறுசுறுப்பாக இருப்பதற்கு முயலுங்கள், நாள் முழுவதும் சுற்றி சுற்றி நடை போடுங்கள்.

கர்ப்ப காலக் குறிப்புகள்

- ஒருநாள் எதுவும் செய்ய மனசு இல்லையென்றால், அன்று உங்கள் அட்டவணைப்படி உடற்பயிற்சி தினமாக இருந்தாலும் பரவாயில்லை உடற்பயிற்சியை விட்டுவிடுங்கள்.

- உங்களுக்கு சௌகரியமாக இருக்கும் அளவுக்கு உடற்பயிற்சி செய்தால் போதும்.

- நீங்கள் மிகவும் மேல்மட்ட பயிற்சியில் இல்லாதிருக்கும் வரை வெறும் முப்பது, நாற்பது நிமிடங்கள் செய்தால் போதும்.

வார பயிற்சி அட்டவணையும் பயிற்சி திட்டங்களும்

1. கர்ப்ப காலம் மற்றும் பிரசவத்திற்குப் பின் ஆன வார உடற் பயிற்சி அட்டவணை (40 நாட்களுக்குப் பிறகு)

புதியவர்கள் (ஒரு வருட காலம் பயிற்சி செய்யாதவர்கள்)	மத்தியதரத்தினர் (1 - 5 வருடம் செய்தவர்கள்)	மேல்மட்டத்தினர் (5 அல்லது 6 வருடங்களுக்கு மேல் செய்து சுறுசுறுப்பான வாழ்க்கை முறையைக் கொண்டவர்கள்)
தினம் 1 - யோகா	தினம் 1 - யோகா	தினம் - 1 -யோகா
தினம் 2 - ஓய்வு	தினம் 2 - கார்டியோ 20 நிமிடங்கள்	தினம் 2 - கார்டியோ 20 நிமிடங்கள்
தினம் 3 - எடை பயிற்சி	தினம் 3 - ஓய்வு	தினம் 3 - எடை பயிற்சி
தினம் 4 - ஓய்வு	தினம் 4 - எடை பயிற்சி	தினம் 4 - ஓய்வு
தினம் 5 - யோகா	தினம் 5 - யோகா/ஓய்வு	தினம் 5 - யோகா
தினம் 6 - ஓய்வு	தினம் 6 - ஓய்வு	தினம் 6 - எடை பயிற்சி
தினம் 7 - ஓய்வு	தினம் 7 - எடைப்பயிற்சி	தினம் 7 - கார்டியோ 20 நிமிடங்கள்/ஓய்வு/யோகா

ருஜுதா திவேகர்

2. கர்ப்ப காலத்தில் பரிந்துரை செய்யப்பட்ட பாதுகாப்பான மற்றும் எடை பயிற்சி

குறிப்பிட்ட உடல் பாகங்கள்	பயிற்சியின் பெயரும் சிறப்புக் குறிப்பும்	பயன்கள்
கால்கள் கர்ப்பகாலத்தில் நீங்கள் அடையும் எடை முழுவதையும் தாங்கக்கூடிய மிகப் பெரிய தசை மண்டலம். 1-2 செட்ஸ், 10-15 ரெப்ஸ் பட்டியலிலிருந்து 2-3 பயிற்சிகள் தேர்ந்தெடுக்கவும்.	ஸ்க்வாட்ஸ்-உங்கள் உடலின் எடையைப் பயன்படுத்துங்கள் அல்லது லைட் பாரின் அடியில் அமருங்கள். காலை நீட்டிக் கொள்ளுதல்-அமர்ந்த நிலையில் காலை நீட்டிக் கொள்ளும் இயந்திரம். வயிற்றில் படுத்துக் கொள்ளக்கூடிய இயந்திரத்தை தவிர்த்துவிடுங்கள். பளு துக்குதல் (Stiffleg deadlift)-அனுபவம் இருந்தால் மட்டுமே.	-ஆடு சதை பிடிப்பு, வீங்கிய பாதம், உயர் ரத்த அழுத்தம், உங்கள் கால்களை புத்திசாலித்தனமாக சரி செய்து கொண்டால் இவை ஒவ்வொன்றையும் சரிசெய்துவிடலாம். -நோக்கம் என்னவென்றால் வலுவான தசைகளை உருவாக்குவதும், கர்ப்பகாலத்திற்கு முன்னும் பின்னும் எலும்புகளுக்கான தாதுப் பொருட்களை சேகரிப்பதும் தான்.

குறிப்பிட்ட உடல் பாகங்கள்	உடற்பயிற்சியின் பெயரும் சிறப்புக் குறிப்புகளும்	பயன்கள்
முதுகுபுறம் பயிற்சியற்ற முதுகுப்புறம் மார்பு பிரச்சினை களையும் தொங்கும் மார்பகங்களையும் உருவாக்கும். மார்பகங்களின் திசுக்கள் பெரியதாக ஆகும்போது இந்த தசைகள்தான் அவைகளுக்கான பின் ஆதாரமாக இருந்து, அவைகளை வலுவாக இருக்கவைக்கும். 1-2 செட்ஸ் 10-15 ரெப்களுடன் பட்டியலிலிருந்து இரண்டு உடற்பயிற்சி களைத் தேர்ந்தெடுத்துக் கொள்ளவும்.	லாட் புல் டவுன்-இயந்திரத்தைப் பயன்படுத்தவும். ஆரம்பிப்பதற்கு முன்னர் அருகில் இருப்பவர் யாராவது பாரை உங்கள் தோள் உயரத்திற்கு கொண்டு வரவேண்டும். உட்காரும் வரிசை-உங்களுடைய முன் பாகத்தை அழுத்தாத இயந்திரத்தைப் பயன்படுத்துங்கள். மார்பு திண்டு (chest pad) லிருந்து சற்று தூரத்தில் இயந்திரத்தை பொருத்திக் கொள்ளவதற்கு கற்றுக் கொள்ளுங்கள். ஷ்ரக்ஸ்-டம்பெல்ஸ் பயன்படுத்துங்கள், உங்கள் காதுகள் வரை அழுத்துங்கள்.	-நன்கு பயிற்சியளிக்கப்பட்ட பின்புறம் கர்ப்ப காலத்தில் மிகவும் வரப் பிரசாதம். முதுகுப் பிரச்சினை அற்ற நிலையை இது உறுதி செய்யும். பிரசவவலியைத் தாங்கும் திறனைக் கொடுக்கும். பிரசவத்திற்குப் பின் ஒட்டிய வயிறை உறுதி செய்யும். -வலுவான பின்புறம் கர்ப்பத்தின் பின் நாட்களில் வாத்து நடையை தவிர்க்கும்.

குறிப்பிட்ட உடல் பாகங்கள்	உடற்பயிற்சியின் பெயரும் முக்கிய குறிப்பும்	பயன்கள்
மார்பு மார்பு பகுதி, குழந்தையை வெளியே தள்ளுவதற்கான வலிமையைக் கொடுக்கக்கூடியது. வலுவான மார்பு பகுதி உடலின் கீழ்பகுதியின் மீது வலுவிழந்து விழாமல் இருக்கும். 1-2 செட்ஸ் 10-15 ரெப்ஸ் களுடன். ஏதாவது இரண்டு பயிற்சிகளை செய்யவும்.	மார்பு அழுத்தம்- நீங்கள் எடை பயிற்சியே செய்ததில்லை என்றால் இயந்திரத்தைப் பயன்படுத்துங்கள். தொடர்ந்து பயிற்சி பெறுபவர் என்றால், டம்பெல்லுடன் தொடருங்கள். பென்ச்/டம்பெல் பிரஸ் குறைந்தபட்சம் 3 விதம் கொண்டது. பெக் டெக்-இயந்திரத்தில் உட்கார்ந்து கொண்டு செய்யவும். அல்லது தொடர்ந்து பயிற்சி செய்பவர் என்றால் கேபிள் க்ராஸ் பயன்படுத்தவும்.	- மார்பு தசைகள் தாய்ப்பால் கொடுப்பதில் பெரும் பங்கு வகிக்கிறது. உண்மையில் தாய்ப்பால் கொடுக்கும் போது நீங்கள் எவ்வளவு களைப்பாக இருந்தாலும். வலுவான மார்பு பகுதி, தாய்ப்பால் கொடுத்த பின் சந்தோஷமாக உணரவைக்கும். குழந்தை பால் குடிக்கும் போது அதை கைகளில் தாங்குவதற்கு சுலபமாக இருக்கும். - மார்பு பகுதி பலவீனமாக இருந்தால் களைப்பு சோர்வு எல்லாம் உண்டாகும். மேலும் நுரையீரல் முழுமையாக வேலை செய்யாமல் உடல் முழுவதும் ஆக்ஸிஜென் பயணப்படுவது குறையும்.

குறிப்பிட்ட உடல் பாகங்கள்	உடற்பயிற்சியின் பெயரும் சிறப்பு குறிப்புகளும்	பயன்கள்
தோள்கள் வலுவூட்டப்பட்ட தோள்கள் உங்களை அழகாகத் தோற்றமளிக்க உதவும். ஒரு செட் 10 ரெப்ஸ்களுடன். ஏதாவது இரண்டு உடற்பயிற்சியைத் தேர்ந்தெடுங்கள்.	தலைக்குமீதான அழுத்தம் - கழுத்து வலி அல்லது பாதம் வீக்கம்/உயர் ரத்த அழுத்தம் இருந்தால் தவிர்த்துவிடுங்கள். பக்கவாட்டு பளுதூக்குதல் (Side laterals)-உட்கார்ந்து/நின்று டம்பெல்ஸ் பயன்படுத்தவும். Rev flyes-இதற்கு அனுபவம் இருந்தால் மட்டுமே அல்லது தசைகள் பயன் படுத்தப் படுவதுடன் முதுகுப்புறத்திற்கும் பயிற்சியாக இருக்கும்.	- Toned deltoids (தோள்தசைகள்) குழந்தையைத் தூக்கிக் கொண்டு ஏப்பம் விடச் செய்து, அதற்கான பைகளை தூக்கிக்கொண்டு நடக்கும் போது அழகாக இருப்பீர்கள். - தோள் பட்டை கடினமாவதை தடுக்கும்.
கைகள் கைகள் இதர உடல் பாகங்கள்போலவே இந்த குட்டி தசைகளும் பயிற்சி அளிக்கப்படவேண்டும். 1 செட் 10-15 ரெப்ஸ்களுடன் ஏதாவது இரண்டு பயிற்சி களைத் தேர்ந்தெடுக்கவும்	டம்பெல் கர்ல்-நின்றோ/உட்கார்ந்தோ பயிற்சி செய்யவும். கழுத்து வலி இருந்தால் தவிர்க்கவும்.	முதுகு மற்றும் மார்பு பயிற்சிக்கு இந்த தசை பயன்படும். நேரம் இல்லையென்றால் இதனைத் தவிர்த்துவிடவும். வலிமை படுத்தப்பட்ட கரங்கள் நீளமாகவும் நளினமாகவும் தோற்றமளிக்கும்

குறிப்பு:

- வாரத்திற்கு 1-2-தடவை எடைப்பயிற்சி செய்யுங்கள், தினந்தோறும் அவசியமில்லை.
- ஒவ்வொரு உடற்பயிற்சி நேரத்திலும் 12 என்ற எண்ணிக்கையில் இருக்குமாறு பார்த்துக் கொள்ளவும்.
- உடற்பயிற்சிக்கு முன்னர் ஏதாவது சாப்பிடுவது அல்லது பழங்கள் சாப்பிடுவதை வழக்கமாகக் கொள்ளுங்கள்.

ருஜுதா திவேகர்

- உடற்பயிற்சியின் போது தண்ணீர் பாட்டில் கையோடு வைத்துக் கொள்ளுங்கள்.

- ஜிம்மிலிருந்து வெளியே வரும் முன்னர் ஒரு வாழைப்பழத்தை சாப்பிடுங்கள்.

- உடல்நலக்குறைவாக இருந்தாலோ, அல்லது நெடுநேரம் இரவு கண் விழித்திருந்தாலோ இதனை தவிர்த்து விடவும்.

- இடையிடையே போதிய ஓய்வு எடுக்கவும்.

- முறையான முன்னோட்ட பயிற்சி மற்றும் உடல் குளிரச் செய்தல் அவசியம்.

உறக்கத்திற்கான குறிப்புகள்

உடற்பயிற்சி மற்றும் உணவு பற்றிய நீண்ட விவாதங்களுக்குப் பிறகும் இந்த இரண்டும் உண்மையிலேயே அதற்கான பலன்களைத் தரக் கூடியவையா, அல்லது விஞ்ஞான பூர்வமாகப் பேசுவதென்றால் கொழுப்புகள் சிறப்பாக எரிக்கப்படுவதற்கும், எலும்புகளின் அடர்த்தி, மற்றும் ஆத்மார்த்தமான அமைதி என்று அனைத்தும் உங்கள் உடலுக்கு எவ்வளவு ஒய்வு மற்றும் பிரசவத்திலிருந்து மீள் சக்தியைக் கொடுக்கிறீர்கள் என்பதனைப் பொறுத்து தான் இருக்கிறது. கர்ப்பம் என்பது மிகப் பெரிய அலையாக எழுந்து ஒரேயடியாக உடலின் அனபாலிக் ஹார்மோன்களின் (anabolic hormones) வீழ்ச்சிக்கு வழிவகுத்துவிடும்.-HGH, இன்சுலின், தைராய்டு போன்ற சில உதாரணங்களைச் சொல்லலாம். நல்ல தூக்கம், கருவின் வளர்ச்சிக்கு மிகவும் உதவுவதுடன் ஹார்மோன்களின் தலைகீழ்மாற்ற காலகட்டத்திலும் நீங்கள் சுகமாக பயணிக்க உதவியாக இருக்கும்.

மேனகா காந்தியும் கூட தூக்கம் மற்றும் ஹார்மோன்களின் முக்கியத்துவத்தை உணர்ந்திருக்கிறார் என்றே தோன்றுகிறது. அதன் விளைவாகத்தான் மகப்பேறு மசோதாவை (Maternity Bill)க் கொண்டுவந்துள்ளார். மிகவும் குறிப்பிடப்பட வேண்டிய விஷயமான இதில், சம்பளத்துடன் கூடிய ஆறுமாத கால மகப்பேறு விடுமுறை. தூக்கமின்மை, மன மற்றும் உடல் ரீதியாகப் பெறும் பிரச்சினைகளை உருவாக்கிவிடும். எனவே தான் மேற்கத்திய நாடுகளில் இதனை ஒரு கருவியாகப் பயன்படுத்தி குற்றவாளிகளிடமிருந்து தகவலைப் பெறுவதற்கும் அவர்களை கொடுமைப்படுத்துவதற்கும் பயன்படுத்துகிறார்கள். *HomeLand* போன்ற டீவி தொலைகாட்சித் தொடர்களில் நான் பார்த்தேன். சில இரவுகள் தூக்கமின்மை மனிதர்களின் மன உறுதியை உடைத்துவிடும். சாதாரண விஷயங்களான சாப்பிடுவது, உடற்பயிற்சி செய்வது, சுறுசுறுப்பாக இருப்பது போன்றவைகள் கூட. தூக்கமின்மை அன்பு அம்மாவாக இருக்க விரும்பும் நம்மை படபடப்பான பதட்டமான அம்மாவாக மாற்றிவிடக் கூடும்.

தூக்கம், வாழ்க்கையின் மற்ற விஷயங்களைப் போல நமது வாழ்க்கை முறை காரணிகளான நல்ல சாப்பாடு, உடற்பயிற்சி போன்றவற்றை பொறுத்து இருக்கிறது. இவைகள் பற்றி சற்று விரிவாகப் பார்ப்போம்.

1. உணவு: எவ்வாறு நான், உணவு உங்கள் தூக்கத்தை பாதித்து அதனால் உடல் பாதிப்பும் ஏற்படப்போகிறது என்பதை உங்களுக்கு புரியவைப்பேன். ஆனால் இது நம் *மகாபாரதத்திலிருந்தே* நமக்குத் தெரியும். பகவான் கிருஷ்ணருடைய மிகச்சிறந்த வாழ்க்கை உபதேசங்களில் ஒன்று உணவு பற்றியது. அவர் கூறுகிறார்: மிக அதிகமாகவோ மிகக் குறைவாகவோ சாப்பிடுபவன் மிக அதிகமாகவோ மிகக் குறைவாகவோ தூங்குபவனாக இருப்பான், அதனால் அவன் யோகாவுக்கு திறனற்றவனாகி விடுகிறான். என்கிறார். யோகா என்பதற்கு இங்கே ஐக்கியம் என்று பொருள். அதாவது உங்கள் குழந்தையோடு அல்லது உங்களுடனேயே ஐக்கியப்படுத்திக் கொள்வதற்கு நல்ல தூக்கம் அவசியம். எனவே தூக்கம் இழந்த பெண்கள் (அல்லது மிகையாகத் தூங்குபவர்கள்) தங்களையே இழந்தவர்களாக இருப்பார்கள் என்பதில் ஆச்சரியம் ஏதுமில்லை. நல்ல தூக்கத்திற்கு உதவக்கூடிய சில குறிப்புகள்:

- *உணவில் நெய், தேங்காய், வெண்ணெய் மற்றும் இதர நல்ல கொழுப்பு சத்துக்களை சேர்த்துக்கொள்வது-இன்சுலினிற்காக.* உணவின் க்ளைகெமிக் இன்டெக்ஸ் (glycaemic index)ஐ குறைப்பது, மேலும் சாப்பாட்டுக்கு பின்னர் ரத்த சர்க்கரையின் அளவு மாறாமல் இருக்க, கூடுதல் கொழுப்புச்சத்து சாப்பிட்ட பின் நிறைவான உணர்வைத் தருகிறது. அதாவது, நீங்கள் குறைவான அளவு கொழுப்புச்சத்து எடுத்துக் கொண்ட போதும் திருப்தியாக உணர்ந்திருப்பீர்கள், அப்போது குறைந்த கலோரி மற்றும் ஒவ்வொரு சாப்பாட்டிலிருந்தும் ஊட்டச்சத்துக்களை மேன்மையாக க்ரகித்துக் கொண்டிருப்பீர்கள்.

- *உணவில் கூடுதலான பருப்பு வகைகளை சேர்த்துக் கொள்ளுதல்-லெப்டின் மற்றும் GH க்காக.*

  பருப்பு வகைகள், அல்வாக்கள், லட்டுகள் என்று எந்த வகையில் பருப்புகளை எடுத்துக் கொண்டாலும், அவைகள் உடலுக்குத் தேவையான அமினோ அமிலங்கள் மற்றும் தாதுப்பொருள்களைத் தருவதோடு லெப்டின் உணர்திறனையும் முன்னேற்றமடையச் செய்கிறது. லெப்டின் என்பது சாப்பாடு போதும் என்று உடலை உணர வைக்க உதவும் ஹார்மோன் ஆகும். இது மேலும் நடு இரவில் உணவுக்கு ஏங்காத நிலையையும், அதைவிட முக்கியமானதாக உடலை அமைதிப்படுத்தவும், அந்த நேரங்களில் கழிவுகளை வெளியேற்றும் உணர்வினை கட்டுப்படுத்தவும் வெகுவாக உதவுகிறது. இதன் விளைவாக வளர்ச்சியைத் தூண்டக்கூடிய ஹார்மோன்கள் திறம்பட வேலை செய்ய முடிகிறது. இதன் காரணமாக நீங்கள் இரவில் இடையிடையே விழித்து எழுந்து, கழிப்பறை செல்வதற்கோ, அல்லது பசித்து எதையாவது உண்பதற்கோ தேவையில்லாமல் நிம்மதியாக உறங்க முடிகிறது.

- *முந்திரிப்பால்-இரவு உணவாக-தைராய்டுக்காக.*

இரண்டு மணி நேரங்கள் கைப்பிடி முந்திரிபருப்புகளை பாலில் ஊறவைத்து, அரைத்து, மேலும் பால் சேர்த்து இரவு தூங்கப் போகும் முன்பு குடியுங்கள். இது அபாரமாக வேலை செய்யும். சிறந்த மருந்து போல், பக்க விளைவுகள் ஏதுமின்றி.

இதன்படி நீங்கள் நாள் முழுவதும் சரியாகவே உணவு உட்கொள்ளுகிறீர்கள். கொழுப்பை கரைக்கக்கூடிய வைட்டமின்கள் A, E, D, K ஆகியவற்றை உட்க்ரகித்துக் கொள்வதற்கு இது உதவுகிறது. குறிப்பாக வைட்டமின் D தூக்கத்தை ஒழுங்குபடுத்துவதிலும், ஹார்மோன்களை சமநிலைப்படுத்தவும், தாய் மற்றும் சேய் இருவரின் எதிர்ப்புத்திறனை வலுப்படுத்தவும் உதவுகிறது. தடுப்பு ஊசிகளின் பயன்களும் வைட்டமின் D யின் இருப்பினை பொறுத்தே இருக்கிறது. எனவே உங்கள் குழந்தைக்கு நீங்கள் கொடுப்பதற்கு போதிய அளவில் உங்களிடம் இருப்பது மிகவும் முக்கியமானது.

- ***சாப்பிடும் போதும், தாய்ப்பால் கொடுக்கும் போதும் கவனத்தை ஈர்க்கக்கூடிய கருவிகள் வேண்டாம்.***

மேற்கூறிய மூன்றும் ஹார்மோன்களை சமநிலைப்படுத்துவது, கொழுப்பு எரிப்பினை ஊக்கப்படுத்துவது, மேலும் சருமம் மற்றும் முடியின் ஆரோக்கியத்தை பாதுகாப்பது ஆகியவைகளைத் திறம்பட செய்தாலும், நீங்கள் சாப்பிடும் போதும், குழந்தைக்கு பால் கொடுக்கும் போதும் நீங்கள் கைபேசி, தொலைக்காட்சி, கணினி போன்ற இயந்திரங்களில் மூழ்கினால் அனைத்தும் பலனின்றிப் போய்விடும். அவற்றிலிருந்து வெளிவரும் ஒளிக்கதிர்கள், கதிர்வீச்சுகள் HPA, HPO (Hypothalamus-Pituitary-Adrenal/Ovaries) ஆகியவற்றின் குறுக்கே வந்து, உங்களுக்கு உடல் ஊதிப்போய் விட்ட உணர்வையும் எரிச்சலையும், தூக்கமின்மையையும் ஏற்படுத்திவிடும். நம் வயது ஏற ஏற, நமக்கு நாமே துணையாக இருக்க வேண்டும் என்பது மிக முக்கியம். கர்ப்பமாக இருக்கும் போது உங்கள் புகைப்படத்தையும் பிரசவத்திற்குப்பின் உங்கள் அழகிய குழந்தையின் புகைப்படத்தையும் முகநூல் மற்றும் 'வாட்ஸ் ஆப்'களில் போடாதீர்கள். போட்டால், அதன் பிறகு நீங்கள் எப்போதும் உங்கள் கைபேசியை பசைபோட்டு ஒட்டிக் கொண்டுவிட்டது போல் ஆகிவிடும். உங்கள் மீதும் உங்கள் குழந்தையின் மீதும் உண்மையான அன்பும் அக்கறையும் கொண்டவர்கள் கண்டிப்பாக அவர்களே நேரில் வந்து உங்களை பார்ப்பார்கள். கைதட்டல், லைக்குகள் போடுபவர்கள் சும்மா ஒரு ஜாலிக்காக செய்கிறார்கள். வாழ்க்கையின் ஆரம்பத்திலேயே இந்த விஷயத்தைத் தெரிந்து கொண்டு விடுங்கள். உங்கள் குழந்தையின் புகைப்படத்திற்கான கைதட்டல்களும் லைக்குகளும்

உங்களுக்கானவை அல்ல. உங்களின் உறவினர்கள், நட்புக்கள், மற்றும் உலகத்தினர் என்று யாரிடமும் உங்களுக்கான அன்பையும், பாராட்டுக்களையும் அரவணைப்பையும் பெறுவதற்கு பாஸ்போர்ட் உங்கள் குழந்தை அல்ல. அவை அனைத்தையும் உங்கள் முயற்சியிலேயே பெறுங்கள், ஏற்கனவே அதிக சிரமத்துடன் இந்த உலகிற்கு வந்துள்ள குழந்தையின் மீது மேலும் சிரமத்தை கூட்டாதீர்கள்.

- *நடு இரவு உணவு:* கர்ப்ப காலத்திலோ, பிரசவித்த பிறகோ நடு இரவில் விழித்துக் கொண்டுவிட்டால் ஒரு கப் பால் சாப்பிடுவது சிறந்த உணவாகும். இதனை உங்கள் விருப்பப்படி எடுத்துக் கொள்ளவும். வீட்டில் தயாரிக்கப்பட்ட முக்கிய கொழுப்பு நிறைந்த எத்தகைய லட்டுகளையும் நீங்கள் சாப்பிடலாம். துர்சொப்பனங்கள் கண்டு படபடப்போடு விழித்து எழுந்தால் அது அமிலத்தன்மையின் செயலால் தான். அந்த சமயத்தில் சிறிது சாதத்துடன் பால் கலந்து சாப்பிடுவது சிறந்தது. பாதத்தில் கோகம் வெண்ணெய் போட்டு தேய்த்துக் கொள்வதை மறந்து விடாதீர்கள். (பெட்டிச் செய்தி, பக்கம்:130)

2. உடற்பயிற்சி: ஹார்மோன்கள் முறைப்படுத்தப்படுவதற்கும் மன அழுத்தம் குறைவதற்கும் பேருதவி செய்யக்கூடியது உடற்பயிற்சி. உங்கள் தூக்கத்தை திறம்பட நிர்வகிக்கக்கூடிய இது மிகவும் மதிப்பு வாய்ந்ததாக இருப்பினும் மிகவும் தாழ்வாகவே மதிக்கப்படுகிறது. தொடர்ந்த உடற்பயிற்சி கருப்பையின் ஆரோக்கியத்தை உறுதி செய்கிறது, தசைகள் வலுப்பட்டு கொழுப்பு மெட்டபாலிசம் (metabolism) அதன் அதிகபட்ச திறனுடன் இருக்க வைக்கிறது. இது மேலும் மிகப் பெரிய மூன்று விஷயங்களுக்கு அவசியமாகிறது-இன்சுலின், வளர்ச்சிக்கான ஹார்மோன்கள் மற்றும் தைராய்டு. -இவை மூன்றும் சமநிலையில் இருக்க வைக்கவும் அதன் விளைவாக நல்ல தூக்கத்தையும் நல்ல ஆரோக்கியத்தையும் உறுதி செய்கிறது. நன்கு ஓய்வு கிடைத்த உடல், எதிர்ப்பு அழற்சி நீக்கியான அடிபோக்கின்ஸ் (கொழுப்புத் திசுக்கள் சுரக்கின்ற ஹார்மோன்) சுரப்பதற்கு உதவியாக இருக்கிறது. தூக்கம் மறுக்கப்பட்ட உடலின் அதே கொழுப்பு செல்கள் உருவாக்கும் அடிபோக்கின்ஸ் (adipokines) (எதிர்ப்பு அற்றது) உடலில் வீக்கம் ஊதிப் போதல் மற்றும் நோய்களை உருவாக்கும். எனவே உங்களது கர்ப்ப காலத்தில் வீங்கிய பாதங்கள், பிரசவத்திற்குப்பின் உப்பிய வயிறு ஆகியவற்றை தவிர்க்க வேண்டுமானால் உடற்பயிற்சி மிகவும் அவசியமானது என்பதைப் புரிந்து கொள்ளுங்கள். உடற்பயிற்சி உங்களின் கொழுப்புத் திசுக்களை திறனுடன் பணியாற்ற வைக்கிறது. பிரசவத்திற்குப்பின் நாற்பது நாட்கள் என்பது இப்போதும் பொருந்தும், இருப்பினும் இந்த காலகட்டத்திலும் உடற்பயிற்சி பாதுகாப்பானது தான். அதற்காக உங்களை சிரமப்படுத்திக் கொள்ள வேண்டியதில்லை குழந்தையுடன் உங்கள் அறை அல்லது வீட்டிலேயே நடந்து பழகுங்கள். உடலை வருத்திக்கொள்ள வேண்டாம்.

3. அறையின் வெப்பநிலை மற்றும் துணிமணிகள்: பெரும்பாலான மனைவிகள் தங்களுடைய உடல் பருத்த அல்லது ஹார்மோன் செலுத்தப்பட்ட கணவன்மார்கள் தங்களது படுக்கை அறையை கொடும் பனிக் கூடாரமாக மாற்றி விடுகிறார்கள் என்று புலம்புவதுண்டு. ஆனால் இப்போது அது தலைகீழ் ஆகிவிடும். கர்ப்ப காலம் அதிக வெப்பநிலை காலமாக இருக்கும். எனவே உங்கள் அறையின் கட்டுப்பாட்டை உங்கள் கையில் எடுத்துக்கொண்டு, உங்களுக்கு பொருந்தும் வகையில் வெப்பநிலையை வைத்துக் கொள்ளுங்கள். மின் விசிறி, குளிர் சாதனப் பெட்டி, ஜன்னல்கள் என்று அனைத்தையும் உங்கள் விருப்பப்படி வைத்துக்கொள்ளுங்கள். அதிக குளிரோ அதிக வெப்பமோ உங்களைத் தூங்கவிடாமல் செய்துவிடக் கூடாது. உங்கள் கணவர் ஏதாவது புகார் செய்தால் அவரை உங்கள் அறையை விட்டு வெளியே செல்லும்படி சொல்லிவிடுங்கள். நீங்கள் தொடர்ந்த தொல்லையற்ற உறக்கத்தைப் பெறவேண்டும் என்பது தான் ஒரே நோக்கம். உங்கள் கொழுப்புத் திசுக்கள் எதிர்ப்பு அழற்சி ஹார்மோன்களை உற்பத்தி செய்யட்டும்.

துணிமணிகள்-காற்றோட்டமான துணி மட்டுமே நாள் முழுவதும் அணிய வேண்டும். தூங்கும் போது, எதுவும் இல்லாமல் அல்லது மிகக் குறைந்த ஆடைகளுடன் உறங்குவது நல்லது, இது வெறும் உடல் உஷ்ணம் பராமரிக்கும் என்பதற்காக அல்ல, பெண் உறுப்பில் ஏற்படும் ஈஸ்ட் தொற்று மற்றும் கெடுதல் விளைவிக்கக்கூடிய பாக்டீரியாக்கள் ஆகியவற்றை தடுப்பதுடன் நல்ல பாக்டீரியாக்களின் வளர்ச்சியை ஊக்குவிக்கிறது. இத்தகைய கட் பாக்டீரியாக்கள் (Gut Bacteria) தூக்கத்தை ஊக்குவிப்பதுடன் வைட்டமின் D உட்க்ரகித்தலிலும் பெறும் பங்கு வகிக்கிறது. எனவே இளவரசிகளே ஆடை தவிருங்கள், ஆனந்தமாய் தூங்குங்கள்;

4. பகல் குட்டித்தூக்கம் மற்றும் மீட்டெழுதலும்: கர்ப்ப காலத்திலும் அதற்குப் பிறகும் நீங்கள் பழைய உடல் நிலையைப் பெறுவதற்கு இரவுத்தூக்கம் மிகவும் முக்கியம் என்றாலும் பகல் நேரத்து குட்டித்தூக்கமும் மிகவும் முக்கியமானது. கர்ப்ப காலத்தில் மாற்றங்களை அடைவது ஹார்மோன்கள், அவைகள் திறம்பட வேலை செய்வதற்கு ஓய்வு, உணவு, உடற்பயிற்சி மற்றும் வாழ்க்கை முறை ஆகிய அனைத்தும் முறையாக ஒழுங்குபடுத்தப் பட்டிருக்கவேண்டும்.

நீங்கள் கர்ப்பம் தரித்திருக்கிறீர்கள் என்று தெரிந்த நாளிலிருந்தே மதிய சாப்பாட்டிற்குப் பிறகு குட்டித்தூக்கம் போடுவதற்கு பழக்கப்படுத்திக் கொண்டு, அதையே நீங்கள் தாய்ப்பால் தரும் வரை தொடருங்கள். பகலில் மணிக்கணக்காகத் தூங்க வேண்டும் என்று அவசியமில்லை, ஆனால் சாப்பாட்டுக்கு பிறகு நாற்பது கண்சிமிட்டல்களுடன் பத்து-இருபது நிமிட தூக்கம் போதுமானது.

ருஜுதா திவேகர்

ஒரு அரேபிய பழமொழி சொல்வது என்னவென்றால் பகல் சாப்பாட்டிற்குப் பிறகு குட்டித்தூக்கமும் இரவு சாப்பாட்டிற்குப் பிறகு குட்டி நடை பயிற்சியும் செய்பவர்கள் மருத்துவரை சந்திக்க வேண்டிய அவசியமே இருக்காது என்கிறது. ஸ்ட்ரோல் எனப்படும் மெதுவான நடை, சுறுசுறு நடை அல்ல; நாள் முழுவதும் செய்யும் வேலைகளுக்கு ஏற்ப ஓய்வும் எடுத்து சமநிலை வகித்துக் கொண்டால் வாழ்க்கை ஆரோக்கியமானதாக இருக்கும். பகல் நேரத்து குட்டித்தூக்கம் அழகியின் உறக்கம் என்று அதனால் தான் பெயர் பெறுகிறது. இது ஹார்மோன்களை முறைப்படுத்தி, நிறமிகளைக் கட்டுப்படுத்தி, தலைமுடி இழப்பையும் தடுக்கிறது. பிரசவத்திற்குப்பின் தினசரி மசாஜ் செய்து கொள்வதும் ஓய்வையும் மீட்டெழுவதையும் ஊக்குவிக்கிறது. இளம் தாயின் வாழ்க்கையில் இவை முன்னணி வகிக்கின்றன.

கோகம் வெண்ணெய் ஸ்பா

நல்ல பலம் அளிக்கக் தூக்கத்திற்கான ரகசியம், குறிப்பாக கர்ப்ப காலத்தின் பிற்பகுதிகளில் என்னவென்றால், உங்கள் பாதங்களை கோகம் வெண்ணை போட்டு மசாஜ் செய்வது தான். நீங்கள் மகாராஷ்டிர மாநிலத்தில் வசிப்பவர் என்றால் அனைத்து 'மால்வானி மேலாஸ்'களிலும் வெறும் நாற்பது ரூபாய்களுக்கு இதனைப் பெற்றுவிட முடியும். இந்த மாநிலத்தில் நீங்கள் இல்லையென்றாலும் வருத்தப்பட தேவையில்லை, அடுத்தமுறை கோவா செல்லும் போது அங்கிருந்து வாங்கி வந்து விடலாம். ஆன்லைனிலும் கிடைக்கக்கூடும். மிகவும் பயன்தரக் கூடிய இத்தகைய பொருள்கள் உள்ளூர் விஷயங்கள் மட்டுமல்ல, இளைய வயதினரை கவர்ந்து இழுக்கும் படியாக பேக்கிங்கும் செய்யப்பட்டிருப்பதில்லை. அவைகள் மிகவும் உள்ளூர் சாதனமாக இருப்பதால் உழவர் சந்தைக்கு கூட வருவதில்லை, ஆனால் அங்கே புரோக்கோலி, அவகாடோ போன்றவைகள் விற்கப்படுகின்றன. இதுதான் இந்தியப் பொருளாதாரம் உச்சத்தில் இருப்பதற்கு உதாரணம் என்று கொள்ளலாம், சரி. இப்போது காலம் கனிந்திருக்கிறது. நம்பிக்கையுடன் கொஞ்சம் முதலீடு செய்து உள்ளூர் உற்பத்திகளை சந்தைப்படுத்தலாமே? சொல்வது சரிதானே? எனவே உங்கள் மகளுக்கு அவள் பிறப்பதற்கு முன்பே, அவள் பிறந்து தானே சீன சுற்றுப்பயணத்தின் போது கண்டுபிடிக்கும் வரை காத்திராமல் கோகம் வெண்ணெய் அறிமுகப்படுத்தி விடுங்கள். (ஆமாம், அவள் வளர்ந்து ஆளாகி தானே ஊர் சுற்றக் கிளம்பும் போது லண்டன், பாரீஸ் ஆகிய சுற்றுப் பயணங்கள் மவுசு இழந்திருக்கும்.)

சரி. கோகம் வெண்ணெய் எப்படி வேலை செய்கிறது என்றால், உடலின் வாயுத்தன்மையை (வாயு கொள்ளுதல், அமிலத்தன்மை

கர்ப்ப காலக் குறிப்புகள்

உப்புசம் தொடர்பான பிரச்சனைகள்-தூக்கத்தை கெடுக்கக் கூடியவை) குறைக்கிறது. நீங்கள் மிகவும் கவனமாக இருப்பவர் என்றால், உங்கள் பாதங்களில் தனிமையில் இருக்கும் போது கோகம் வெண்ணையைத் தடவுங்கள், ஏனென்றால் உடனடியாகவே ஏப்பமோ அல்லது பின் வழியாக வாயு பிரிதலோ ஏற்படக்கூடும். இதற்கு மாற்றாக நெய் அல்லது தேங்காய் எண்ணெய் பயன்படுத்தலாம். உடனடியாக தூங்கப் போய் விடுங்கள். நடக்க வேண்டாம். சறுக்கி விழும் அபாயத்தை தவிருங்கள். பாதி தூக்கத்தில் எழுந்துவிட்டால் அப்போது நடப்பது பாதுகாப்பாக இருக்கும், ஏனென்றால் அதற்குள் பாதங்களில் தடவிய வெண்ணெய்/எண்ணெய் முற்றிலும் உறிஞ்சப்பட்டிருக்கும். பாதங்களை மசாஜ் செய்ய விருப்பமில்லையா? கோசாலைகளில் விற்கப்படும் மருந்தூட்டப்பட்ட மூக்கு அடைப்பு நீக்கும் எண்ணெய் வாங்கி முயற்சித்துப் பாருங்கள். இதுவும் உங்கள் உடலை கருணையுடன் தூங்கச் செய்யும் முயற்சியே.

பண்டைய கலாச்சாரங்கள் மருத்துவர்களையும் மருந்துகளையும் தவிர்ப்பதற்கு வாழ்க்கை முறை மாற்றங்களைப் பற்றி பேசும், நவீன வாழ்க்கை முறை கன்ஸ்யூமரிசம்அல்லது ஒரே தீர்வான ஒரு ஆப்பிள்-ஒரு தினம்-மருத்துவரே வேண்டாம் எனக்கூறும். பின் சொன்னது சாத்தியமில்லை, முதலில் சொன்னது கடினமானது.

பின் குறிப்பு

''இந்த ஒரு நொடிப்பொழுதை நாம் எப்போதும் சேர்ந்தே நினைவில் கொள்வோம்,'' என்றார் சாயிப். அந்த நொடிப்பொழுதில் தான் தைமூர் ஜனித்து கரீனாவின் கண்களை சந்தித்தான். அது எவ்வளவு உண்மையாக இருந்தாலும், நிமிடங்கள் கரைந்துவிடும், வாழ்க்கை தொடங்கிவிடும். ஓ! அவன் நான் உட்காரும் போது அழுகிறான், நடக்கும் போது சிரிக்கிறான். ஹூப்ஸ்! இன்று அவனுக்கு வயிற்று வலி. ஏன் தூங்க மாட்டேங்கறான்? ஒருவேளை பசியாக இருக்குமோ? நமது வாழ்க்கையில் நமது குழந்தைகள் வந்த பிறகு அந்த நொடிப் பொழுதிலிருந்து அனைத்தும் மாறி விடுகின்றன. முன்னுரிமைகள் வித்தியாசப்படுகின்றன. நமது இடுப்பு வளைவுகள், பின்புறம் கூட. இதற்கெல்லாம் நான் நினைக்கிறேன் நீங்கள் நீண்ட திட்டங்கள் வைத்திருந்தீர்கள் என்று. இடுப்பு வளைவு, இந்த புத்தகம் இதுவரை நீங்கள் பெருமையுடன் கொண்டிருந்த அளவைவிடக் குறைவாகக் கொள்வதற்கு உதவும் என்று நினைக்கிறேன்.

மற்றுமொறு கோடு கூட இருக்கிறது. நாம் அடிக்கடி கடந்து செல்லும் கோடு. அன்புக்கும் பாசத்திற்கும் இடையே உள்ளது. நம் குழந்தையின் மீது நாம் கொண்டுள்ள அன்பு, நமது இதர பிணைப்புகளிலிருந்தெல்லாம் விடுவித்து இந்த உலகில் நடப்பவைகளை முற்றிலும் புதிய பார்வை பார்க்க வைத்துவிடுகிறது. நமது பாசம் நிரந்தரமாக அக்கறைக் கொள்ளவும், ஆராயவும் வைத்து இந்த உலகம் நமக்கு எதிரானது போல் தோன்ற வைத்துவிடுகிறது. எல்லாவற்றிற்கும் ஒரு அமைப்பு முறை இருக்கிறது மருத்துவரிலிருந்து தையற்காரர் வரையில் நம்மை குறைத்து மதிப்பிடுவதற்கு. உங்களுக்கு போதிய அளவு தாய்ப்பால் சுரக்கவில்லை, நீங்கள் சரியாக தாய்ப்பால் கொடுக்கவில்லை, நீங்கள் ஒரு நல்ல தாயாக இருக்கவில்லை! அநேகமாக என்னுடைய வாடிக்கையாளர்கள் பலரும் இது போன்ற புகார்களை சொல்லுவதுண்டு. இருப்பினும் ஒரு குழந்தையைப் பெற்றெடுத்த பெருமை, வாழ்க்கையின் பரிசு, ஒருபோதும் மறைந்து போவதில்லை. குழந்தைகள் தான் வாழ்க்கையின் உத்வேகம், சந்தோஷம் மற்றும் மன நிறைவு. ஆனால் இந்துவோ-முஸ்லீமோ, ஏழையோ-பணக்காரரோ யாராக இருந்தாலும் எல்லோரையும் ஆட்டிப்படைக்கும் கேள்வி 'என் குழந்தை போதிய அளவு

சாப்பிடுகிறதா? என்னைவிட உயரமாக, குண்டாக இருக்குமா? தாய்ப்பால் கொடுப்பதை நிறுத்திய பிறகு நான் வேறு என்ன கொடுக்க வேண்டும்? அரிசி கஞ்சியா? ராகி கூழா? சத்துமா அல்லது ஃபார்முலா (Formula)? பால் கொடுக்கலாமா?

அடுத்து பள்ளிக்கூடம்? டிபன் பாக்ஸ் அப்படியே திரும்பி வருகிறதே! எல்லோர் முன்னாலும் ஒழுங்காக சாப்பிடுகிறான். என்னோடு இருக்கும் போது மட்டும் படுத்துகிறான். வீடியோ பார்க்க உணவை பயன்படுத்தி பயமுறுத்துகிறான், வெளியில் சாப்பிட்டால் உடனே நோயில் படுத்துவிடுகிறான், கொஞ்சம்கூட காரசாரம் ஆகமாட்டேன் என்கிறது. நான் உடனே சர்க்கரையைக் கொடுக்கிறேனே? எந்த வயதில் மசாலாக்களை அறிமுகப்படுத்துவது? பெண் குழந்தை டீன்(teen) பருவம் வந்த பின் இரும்புச்சத்துக்கு என்ன செய்ய வேண்டும்?

குழந்தைகளுக்கான சத்துணவுகள் பற்றிய கேள்விகளுக்கு முடிவேயில்லை, நாம் இறக்கும் வரை இதில் உழன்று கொண்டே தான் இருப்போம். எனவே இந்தப் புத்தகம் உங்கள் குழந்தை என்ன சாப்பிட வேண்டும், எவற்றை தவிர்க்க வேண்டும் என்று பேசவில்லை. அது உங்களைப் பற்றி மட்டும் தான் பேசுகிறது. நீங்கள் என்ன சாப்பிடவேண்டும், எவற்றை தவிர்க்க வேண்டும். இந்தப் புத்தகத்தின் நோக்கம் மிகவும் கடினமான அதே சமயத்தில் மிகவும் ஆனந்தமான தாய்மைப் பேறினை அடைந்துள்ள நீங்கள் உங்கள் வாழ்க்கையில் எவ்வளவு அழகாக, ஆரோக்கியமாக இருக்கலாம் என்பது மட்டுமே. முழு நேர தாய், நிரந்தரமான தாய், வாழ்நாள் முழுவதற்குமான அம்மா.

இந்தப் புத்தகத்திற்கான தூண்டுகோல் கரீனா என்றாலும் தைமூர் தான் காரணம். குழந்தைகளுக்காக புத்தகம் எழுத வேண்டும் என்ற என் எண்ணத்தை அவன் பிறந்து திசை திருப்பி விட்டுவிட்டான். ஒரு நல்ல அத்தையாக/சித்தியாக நான் சந்தோஷப்பட்டேன். நன்றியுடன். அவன் மட்டும் இல்லையென்றால் கர்ப்பம் பற்றிய ஒரு புத்தகத்தை நான் எழுதியிருக்க மாட்டேன். இந்த புத்தகத்தை முடித்ததும் நான் மீண்டும் குழந்தைகளுக்கான புத்தகத்தை எழுதி முடிப்பேன். அதன் மூலம் அவர்களை கவனித்துக் கொள்வேன், உணவு பற்றிய அவர்களின் தவறான பார்வைகளிலிருந்து விடுவிப்பேன். அவர்கள் ஜனித்த உலகத்திலிருந்து முற்றிலும் மாறுபட்ட சிறந்த உலகத்தில் அவர்களை வாழ வைப்பேன் என்கிற நம்பிக்கை இருக்கிறது. நீங்கள் இந்த புத்தகத்தைப் படித்து சந்தோஷப்பட்டிருப்பீர்கள், பயனுள்ள புத்தகமாகக் கருதியிருப்பீர்கள் என்று நம்புகிறேன். குழந்தைகளுக்கான புத்தகத்தோடு உங்களை மீண்டும் சந்திக்கிறேன். அதுவரை விடைபெறுகிறேன் இளம் தாய்மார்களே!

ருஜுதா திவேகர்
மும்பை
ஏப்ரல் 2017